现代人健康长寿
知识问答

张清华　主编

中国社会出版社

《现代人健康长寿知识问答》
编委会名单

主　编： 张清华

副主编： 陈　枫　王立银　万爱华　胡　成

编　者： 沙　杭　李丁川　张亚清　张俊哲　王伟夫
衣志勇　石克荣　杨　亮　李元发　蒋知新
夏爱祥　周　健　高丽南　戴　洪　高　峰
刘加强　张家胜　张尧成　李文军　顾玉良
霍根正

·前　言·

长寿，是古今中外，人类的共同愿望。在人民生活水平日益提高的今天，尤其希望长寿。究竟能不能长寿呢？历代老寿星的客观存在，说明长寿不仅是人们的美好愿望，而且完全可能成为现实。为了使更多的老年人了解一些养生知识，达到益寿延年之目的，研究普及长寿之道是十分有意义的。我们研究长寿，不是单纯追求百岁高龄，而是既要长寿，又要健康，这样的长寿老人对社会才能作出更大的贡献。老年人在长期的学习和工作中积累了极其宝贵而丰富的知识和经验，正如伟大的文家家高尔基说的，“每一个老年人的死亡，等于倾倒了一座博览库。”“博览库会造福于人类，但若只长而没有健康的身体，终日卧床不起，带病延年，这不仅不能造福于社会，反而给社会带来负担，本人也感到痛苦，所以我们必须健康长寿。

编者近年来翻阅了大量有关长寿的科学文献，对各方面的实践经验加以综合分析，撰编了这部简明实用的长寿问答，供老年人阅读。愿本书能给老年人防病强身、健康长寿带来一点帮助。

本书的出版曾得到了尊敬的廖汉生副委员长和田纪云副委员会的肯定和支持，并在百忙为本书题词。谨此致以衷以的感谢。

由于水平有限，所讲内容难免有谬误之处，恳望读者批评指正。

张清华

（解放军305医院院长）

·目　录·

第一章　正确认识健康长寿

第二章 运动与长寿

第四章 自然环境气候与长寿

第五章　心理情绪与长寿

第六章 饮食与长寿

第七章　老年人长寿的其他因素

第八章 名人谈长寿

第九章 长寿法则、歌诀、谚语

第一章
正确认识健康长寿

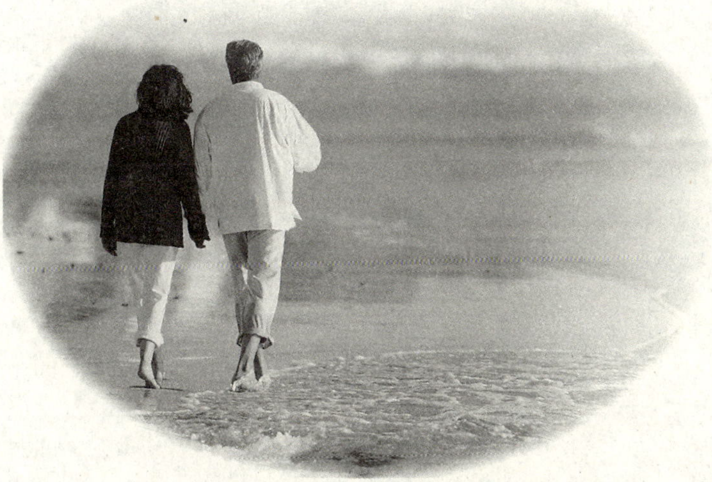

1. 寿命与遗传有关系吗

我们调查了上海市70位90岁以上的长寿老人，发现父母婚姻情况与子女的寿命有一定关系。70位长寿老人中57人的父母是非近亲婚配，仅两对配偶为表亲结合；另11位长寿老人对父母的情况不太清楚而未列入统计，所以长寿老人父母非近婚配的约占97%。

近亲婚配，严格地讲是指三代以内共同祖先的直系和旁系亲属之间的婚配。但是目前社会所说的近亲结婚主要指姑表、姨表、舅表兄妹之间婚配。社会有“近亲结婚，其后不昌”的说法，这句话从遗传角度说是有道理的，是符合优生学的。

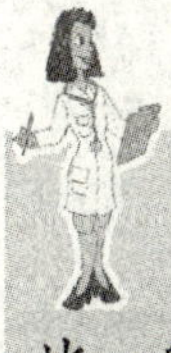

健康小贴士

有人调查，表兄妹婚配其子女有25%早亡；发生死胎机会比一般高3~4倍；一些遗传性疾病，如少年性白痴，先天性聋哑以及兔唇、裂腭等发生的机会也较多。所以说父母婚配史能够影响子女的寿命和健康。我国婚姻法规定直系血亲和3代以内有共同祖先的旁系血亲禁止结婚，也就是这个道理。

在我们调查的这些父母为非近亲婚配的长寿老人中，大部分人体质都很好。有21位长寿老人出生后从未患病和就医；这些老人的血脂水平都属正常范围；染色体检查时畸变也极低。我们发现，长寿系的子女一般也长寿；短寿系的子女一般较为短寿。我们发现一位101岁长寿老人，有多代长寿史，其祖父116岁，祖母90岁，父亲86岁，母亲96岁，叔叔88岁，其是长寿之家。

我们的调查可以说明，生物的寿命与遗传因素存在一定关系。但是，后天因素也能影响生命的存在。如果你能经常过着规律的生活，有适当的劳动和锻炼，注意疾病的医治，那长寿和遗传因素好像一颗种子会在肥沃的土地上茁壮生长。

2. 寿命长短与家庭有关吗

长寿家庭和短命家庭确实存在。四川泸县中医邓宏仁活了84岁，妻87岁，子88岁，孙84岁。隆昌县中医曾继昭101岁，兄亦年逾百岁，子80余岁犹健。四川省372名百岁老人中，祖孙三代有长寿记录的有13人，占3.5%。如巴中102岁中医刘文光，曾祖父90多岁，祖父90岁，父86岁。江津104岁的女寿星，祖父135岁，父116岁。有的家庭的人二三十岁就结束了生命，长寿家庭中的人并非就一定长寿。这是因为，在长寿家庭中，有的父母都有相同的致病基因，一旦“相遇”，就会在后代中表现出来，即后代也出现遗传病，从而影响后代的寿命。而遗传性寿命短的家庭也并非不可改变，只要注意养生之道和杜绝近亲配偶，还是可以改变的。正如张景岳所说：“所谓天定则能胜人，人定亦能胜天也。”

3. 长寿者的共同点是什么

据从世界上有名的三个长寿之乡（厄瓜多尔，前苏联的高加索和巴基斯坦的克什米尔）调查，这三个地区都是农业地区。那里的人大多从事体力劳动，日常生活中要走很多的路；他们的饮食是低脂肪、低蛋白和没有添加剂或防腐剂的食物；他们家庭关系密切，生活在一种精神愉快、充满活力的环境中。

4. 什么样的人会长寿

国外的一些人寿保险公司，对百岁以上的老人经过调查研究，归纳出长寿者具有如下几个特征：

（1）在家族和兄弟中有不少长寿之人。父母、祖父母、外祖父母 6 人总共活 475 年者，本人就有长寿的可能。

（2）不过分饮酒且不吸烟，平时有良好的生活习惯。

（3）不吃过咸的食物，多食鱼、蛋类及乳制品。

（4）听力虽显著下降，但视力还基本保持完好。

（5）家族中患过高血压、脑溢血的人很少。

（6）没做过大手术。活到 90 岁以上的人，在高龄前很少做过外科手术，也就是说，他们没有患过严重的外科疾病。

此外，大多数百岁老人在性格上有一种倾向，就是乐观、开朗、做事认真、热爱劳动、积极上进、不甘落后于他人。

5. 我国百岁老人的长寿奥秘何在

根据1982年全国第三次人口普查统计，我国百岁老人共有3765名。在北京、上海、湖北、广东、安徽、广西等地老年医学机构，对百岁老人做逐个或抽样的调查分析，初步揭示其奥秘是：

坚持活动，是维持身体健康长寿的积极因素。据调查，绝大多数百岁老人在青、中年时，就长期坚持不间断地劳动，直到老年，仍从事不同程度的生活和家务活动。新疆达尼卡斯克和巴士乐司地克两位120岁的老人，都是身不离土，手不离锄，一直是以种地为生。四川石枯县108岁的刘国清老人，能挑一担水，且从不间断跑步、举重等体育活动。北京文史研究馆的103岁吴国南老先生，还参加武汉国际太极拳观摩表演并得到奖牌。古代养生家孙思邈曾说："养生之道，常欲小劳，但不能使极耳。"医学实验证明，坚持活动锻炼，能使全身肌肉保持有规律地伸缩，提高心肌收缩能力，促进心、肾血液循环，增加脑的供氧，活跃高级神经中枢，改善消化系统功能，促进胃肠蠕动和分泌增多，加速消化吸收，改善机体代谢和生理功能，保持旺盛精力，对预防疾病，延长寿命，是有效益的。

饮食适当，是保养身体健康长寿的物质基础。据调查，由于各地经济条件、饮食习惯等不同，饮食构成是有所差异的。多数以大米、玉米，面粉为主，配以豆类、红薯、瓜菜等；油类除少数食用动物油，多数食用豆、花生、火麻仁等植物油；菜以蔬菜和少量肉、蛋等为主。105岁老人孙墨佛，早晨饮用牛奶一杯，加块点心或鸡蛋面饼，中午是菜多肉少的饺子和玉米面粥，晚餐是面条或疙瘩汤。

每年春节还参加北京举行的迎春书画会，挥毫“新春乐”。广西瑶族123岁的竺天伍老人，饮食以杂粮为主，佐以新鲜蔬菜、鸡蛋，特别喜食芋头，玉米之类食物。医学试验证明，这类食物含有多种成分，是维持人体生命所必需的。有些可抑制胆固醇的合成，减少吸收和加速胆固醇排泄的作用。这对预防动脉粥样硬化的发生，甚至使动脉粥样斑块的消退都有一定作用。

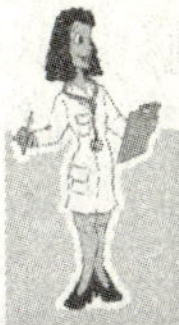

健康小贴士

生活规律，是促身体健康长寿的重要条件。据调查，百岁老人多是“黎明即起，日落而息”的习惯，日常活动作息安排较有规律，节奏性强。每日进餐，定时定量，温热适当，从容就餐，细嚼慢咽，进餐前后，稍事休息。

大多数老人无烟酒嗜好，少数用小量烟和低度酒，也有些老人为防治慢性疾病（如关节炎等）服用药酒和补剂。大多数老人讲究卫生，保持大小便畅通，注意气候变化，随时增减衣服。安徽124岁的王祥伍老人的长寿经验，就是有良好的生活规律。他每日早8点和下午3点用餐，每餐约200克食物，以麻油炒蔬菜，吸烟，有时饮少量酒，能拄杖步行数里到农贸市场，农忙时还做些捡红薯等轻活。江苏南通善治痔病的百岁老中医陈煦，无论炎夏寒冬，总是早5时起床，晚7~8时睡眠，很有规律，平时还为病人诊病。生活规律，可使机体增强适应外界环境的能力，使脑的兴奋抑制得以平衡，逐渐在大脑皮层形成“条件反射”。正如俗话说：“习惯成自然”。

心情舒畅，是增进身体健康长寿的精神力量。据部分省、市调查，百岁老人情绪乐观及从容温和者约有80%以上，性情急躁者约

3%左右。多数百岁老人在解放前过着艰苦生活，解放后政治经济地位提高，无过多欲望和要求，遇有不顺心事，也能想得开。湖北应山曾照和、余尚英夫妇老寿星深有体会地说："我俩经过了光绪、宣统、袁世凯、民国等几个朝代，还是共产党社会主义制度好"。张桂君老太太，103岁，腰不弓，背不驼，说话流畅，经医生检查，心肺都没有大毛病。一老学者说："宁静乐观，愉快知足，身体不过劳，思想无负担，就能长寿。"医学实验证明，性情愉快，可维持脑的功能平衡。反之，生气、发怒、过分悲伤、忧郁，可使大脑中枢失调，影响体内各器官的正常活动，导致疾病的发生或加重，有碍于健康长寿。

重视防病，是保持身体健康长寿的关键措施。据调查，百岁老人的过去健康状况都较好，多无高血压、糖尿病、心脏病史，有时偶得感冒，症状也不明显，稍服药物即可恢复。四川百岁老红军任益智，虽不再担任社会职务，仍坚持党的生活和参加整党。湖南103岁的周金莲一直坚持自己洗衣服，经身体检查，她的心、肺等脏器功能不亚于常人。目前百岁老人健康状况是，农村以慢性气管炎、肺气肿等呼吸系统疾病较多；城市则以高血压、冠心病等循环系统疾病较多。另据不完全统计，百岁老人能参加轻度劳动者约有15%~20%，基本能生活自理者约占50%，需别人照顾和卧床不起者约占30%~35%。据调查，近年来，陆续有些百岁老人作古，其因多由于老人机体免疫功能衰退，抵抗疾病能力减弱，经不起外界不利因素的袭击，突遇严寒气候，外伤骨折，长期卧床，发生肺炎，或心、脑血管疾病复发加重，也有因胃肠功能紊乱失水所致。因此，加强对百岁老人日常家庭医疗护理的指导工作，是有实际意义的。

6. 为什么湖南平江县长寿老人多

湖南省平江县素有“长寿乡”之称。据历史记载，这个县百岁寿星历来甚多，宋代有5位，明代有5位，清代从康熙辛巳年到同治七年的95年间曾出现69个百岁寿星。其中女性41位，最高寿109岁。从那以后，战祸连绵，百岁寿星再无记载。解放以后长寿乡又出了个老寿星，1979年逝世时，享年113岁，堪称人瑞。1990年第四次全国人口普查，该县又查出百岁寿星11人，最高寿者107岁，占总人口的11.6/100万，比全省的长寿人口比例明显要高。90岁以上的长寿老人有352人，80岁以上的高龄老人7050人，所占的比例就更高了。

对11位百岁寿星的健康检查表明，他们大多数健康状况较好，其中5人肤色红润光泽，显得很健康，尚能从事田间和家务劳动。据医生预测，他们起码可活过110岁。是什么原因使平江的老年人健康长寿呢？

平江境内，幕阜山、连云山绵亘全县，山清水秀，为老年人健康长寿提供了一个得天独厚的生态环境。11位百岁寿星，除一位居住县城，其余10位都生活在林木葱茏、依山傍水、环境幽静、空气新鲜的山村，终年置身于天然园林之中。良好的绿化环境不仅能调节气温、气湿，防风防尘，净化空气，消除噪音，还能增强空气的负离子，对身心健康十分有益。而且生活在山区，出门就得爬山，也有利于锻炼体魄。大坪乡水沥村104岁的寿星邓谷凤生活在大山区，她风趣地说：“长寿就是爬惯了山，我这一百多岁是山给的。”她身体无任何疾病，食量大，眼睛好，耳朵灵，不仅生活能全部自理，还能做一些扫地、倒垃圾、抹桌、洗碗之类的家务劳动。在11

位寿星中，除一位以木工为业的城镇居民外，其余10位都是耕田种地、操持家务的农夫农妇。他们终年勤劳，都是闲不住的人。俗话说："勤劳则筋骨坚强。"长年的劳动锻炼使寿星拥有强健的体魄。当他们进入耄耋之年，还不知老之将至；有的甚至进入期颐之年，还坚持从事较繁重的田间和家务劳动。梅仙镇石岭村101岁寿星邓录生，毕生务农，当时还干一些放牛割草、锄园种菜的农活，即使是雨天，也要围着田地边转上几圈。而且，他身体结实，肌肉丰满，肤色红润，还能嚼食炒蚕豆，每餐最少三碗饭，一天能走四五十里路。他说"长寿就是天天劳动，邪不入，病不生，体不衰。"住在县城西街102岁的寿星唐爱成，虽是个木工，室内作业，但勤劳成习，至老还坚持帮别人整修木器，行动自如地上下屋顶和木架楼梯。他很少在家闲坐，不是干活，就是围着四街八巷转，每月还要到居住农村的弟弟家三五趟，平均每天走的路不少于2.5公里。11位寿星中，没有一个睡懒觉的，都是晚上八九点钟睡觉，早上五六点钟起床。他们说："青壮年时早起三朝当一工，现在老了，虽不能做事，但早起精神爽。"生命在于运动，流水不腐、户枢不蠹。勤劳不辍或许也是寿星们健康长寿的又一个重要原因。

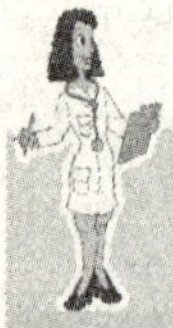

健康小贴士

有些人终日美味佳肴，却是一副弱不禁风的身架了。反之，终日粗茶淡饭者，却往往身强体健。身体好坏，缘由自然很多，但饮食无疑是很重要的原因。

平江县的寿星是怎样吃的呢？首先他们都不吃零食，保持了旺盛的食欲，饭前有饥饿感；吃起来什么都有味，不择粗细，甚至蒿糠野菜也能充饥饱肚，能够全面吸收营养，满足健康长寿的需要。

二是吃饭定时定量。日吃三餐，不过饱，从不暴饮暴食，就是逢年过节也都有节制地浅尝辄止，因此他们多胃肠健康而食欲旺。

三是不吃腐败食品，不嗜酒，讲究饮食卫生。温水乡大桥村102岁寿星林慈风，凡是病死的动物肉，有异味的食物都不吃，只爱吃新鲜瓜果蔬菜。

四是吃植物油，喝矿泉水。平江有“油海”之称。寿星们大都吃当地产的茶油和菜油，很少吃动物油，这对老年人健康显然是很有益的。据地质勘探，平江地壳深处含有丰富的矿泉水，经过90多个项目反复化验分析，发现水中含有锂、钴、锌、镓、锗、钼、猛等20多种对人体健康有益的微量元素，没有污染，晶莹透澈，饮之甘甜，而且对循环系统和消化系统有防病治病的作用。开发后生产的矿泉水曾获得1988首届中国食品博览会金奖。平江的寿星大都饮用这种矿泉井水。

五是常吃野果草药。由于平江是个封闭的自然经济山区，漫山遍野的野果草药，大都用来充饥食用。如猕猴桃含有丰富的维生素C和多种矿物质元素，有抗病防癌作用。此外，降浊升清，通利二便的竹笋；治五劳七伤的黄精；润肺止咳生津的百合；养胃健脾补肾强筋的板栗；营养极其丰富的蜂蜜；清热解毒的绞股蓝等，都是当地盛产，也是人们日常生活中经常食用的佳品。

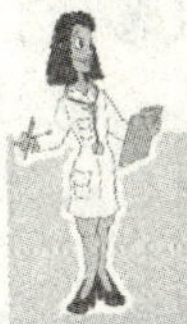

健康小贴士

百岁寿星们有着各自不同的人生历程，各人的悲欢离合铸就了各自的品质性格。但他们都具有一个共同的特点：心胸开阔，性格温和，遇事乐观，宽容豁达，从不与人斤斤计较，爱说爱笑，家庭和睦，夫妻恩爱。这种良好的心理素质对延缓衰老、健康长寿是极有裨益的。

邵阳乡四湾村101岁的寿星邓志华，一生坎坷。在她年近古稀时，儿子、长孙、丈夫和媳妇不幸先后死去，精神上接二连三受到严重打击，身体上也受了很大的折腾，但是她都以宽广的胸怀忍受过来了。有一次，邻居的一只小鸡不见了，怀疑是她搞的鬼，指名骂她，但她总是笑着进行解释。过了两天小鸡从山沟里走出来了，邻居自感对不起她，而她却根本不计较个人恩怨。她总是说："我要不是想得开，活不了这么大年纪。"乡亲们都说她忍性真好，她的百岁是笑出来的。101岁了还能在家当主妇，门前长长的独木桥，能独自来往，可见她的脚步还很稳健。

健康长寿是人人的追求，如果能从百岁寿星的身上寻找一些健康长寿的奥秘，并身体力行，不断地与衰老进行斗争，对延年益寿无疑是有益的。

7. 老人长寿的10条经验是什么

（1）少食多餐，切忌暴饮暴食。

（2）保证适量活动，从简单的散步到各项体育活动都可以参加，但不应带有竞赛的心理。

（3）避免离群索居，保持与家人、朋友间经常的联系。

（4）不要停止工作，要寻找新的活动，克服年老无所用的心理。

（5）倾听他人意见，乐于帮助别人。别人如果需要老人的经验和教益，尽量满足他们的要求。

（6）叶落要归根，应回到熟悉的天地里去生活。

（7）切忌闭门不出，夫妻俩不要整日呆在一起，闲得无聊。时间长了，会导致莫名的吵架。夫妻双方都应保持自己原有的情趣。

（8）应参加各种文化活动，退休后，有更充裕的时间从事自己以前被迫放弃的各种爱好。

（9）注意仪容打扮，不要放弃对体形、服装的讲究，否则就意味着自暴自弃的开始。

（10）留出思考的时间，老年人要有足够的时间回首以往。

8. 百岁老人的流行病学调查情况如何

一般认为百岁老人居住乡村山区较多，但也有的城市百岁老人多于乡村。究其原因城市虽有大气污染及生活紧张等因素，但城市医疗水平优于乡村，这就便于老年人随时就诊，及时治疗。上海市1982~1988年共出现百岁老人160名，市区94名，郊县66名。而市区和郊县总人数相差不多，亦说明市区百岁老人多于郊县。日本老人集中于南方冲绳县较多，北方相对较少，温暖地区和山区百岁老人多于寒冷地和沿海地区。冲绳岛是南部岛屿，该岛平均预期寿命男性74.52岁，女性81.72岁。该地区1984年统计百岁老人占5/10万。

1980年，英国人口调查，据资料表明全国百岁老人有1/8身体健康，智力机敏，除衰老引起生理变化外，无明显疾病缠身。预测近年来可迅速增长到10~12/10万。

西德Franke调查有出生证明的575名百岁老人，其精力非常充沛者占29.4%，精力减退者占47.8%，卧床不起者占22.8%，女性最高年龄111岁。男性吸雪茄烟稍多，饮酒者较少。

1988年，Gordon报道，太平洋中帕劳（palau）岛上90岁老年人占0.2%~0.3%，而其中百岁老人占90岁老人中的1/2000。这些老年人喜吃槟榔子，极少数有烟酒嗜好，糖、盐消耗量极少，而且很少吃油煎食物。多数老年人有一种慢性疾患就是关节炎。据调查，在31名90岁的老人中，智力正常者10名，轻度痴呆8名，中度痴呆12名，严重痴呆1名。其中的7名百岁老人老人有3名痴呆，轻度1名，中度2名。

渡边等分析497名百岁老人吸烟情况，女性无吸烟史者中壮年期为77.0%，老年期为81.7%；男性无吸烟史者中壮年期为48.9%，老年期为58.9%。专卖局统计青壮年期无吸烟史者为23.6%，老年期为39.1%。上述资料表明百岁老人吸烟是低的。

拥原是日本长寿村，位于京都和神奈川县接壤处。拥原人饮食以小米、玉米、豆类、蔬菜、蕨类为主食，几乎全是粗粮，动物性蛋白极少食用。

9. 百岁老人的病理学研究怎样

尸检研究可揭示脏器衰老、功能变化、疾病发生和转归以及长寿机理。

对女性百岁老人的尸解及脑组织神经病理学研究发现，其死亡原因主要是肺炎，心功能衰竭和肺癌，全身脏器呈明显萎缩。脑组织可见生理衰老和病理改变，脑组织重量为950～1170克，肉眼检查有小量出血和梗塞。脑组织呈弥漫性萎缩，并可见神经纤维结、淀粉样蛋白、颗粒全泡变性。百岁老人淀粉样沉着可达80%，此病理变化可能是各种感染后产生免疫刺激而蓄积所致。

石井报道23例百岁老人尸检，发现100%有动脉硬化。但有人报道44例百岁老人动脉硬化仅占36%。

10. 百岁老人遗传史调查说明什么

1974 年，Abbott 首次调查长寿家族中的子女、亲属年龄分布，从而探讨长寿与遗传的关系。1985 年，铃木等调查家族成员，分析长寿和遗传关系，在 114 名百岁老人中有两种长寿率，第一种是 80 岁以上老年人占 65 岁以下老年人之比是 3.45，而对照组是 1.29，具有显著意义。第二种指 90 岁以上老年人占 65 岁以下老年人之比是 1.43。对照组是 0.33，又具显著意义。其指出，以上两种长寿率是分析遗传的重要指标。上述观察表明，长寿和遗传存在着明显关系，尤以女性为明显。妊娠期母亲生活方式包括饮食、营养、运动和生活习惯，对胎儿生长、发育可产生重要影响。百岁老人家族中包括父母、子女共 234 名，其中 156 名（66.6%）男性可至 74.72 岁，女性 81.72 岁，对照组父母、子女共 66 名，其中 32 名（48.48%）能达到平均预期寿命，两者比较 $P<0.01$。

1981 年，日本厚生省发表全国高龄者名册，百岁老人 1072 名，男性 202 名、女性 870 名，女、男比是 4.3∶1。说明百岁老人女性占优势，遗传与长寿存在密切关系。调查上述百岁老人，父母平均死亡年龄，父亲 69.6 岁 ±15.2 岁，母亲 71.1 岁 ±17.3 岁。根据厚生省发表的第一次生命表（观察期 1891～1898 年），当时男性 42.8 岁，女性 44.3 岁，说明长寿者其父母年龄高于一般年龄者。

11. 衰老从什么时候开始

衰老是不是从60岁才开始出现呢？其实衰老开始是很早的。人发育的顶点也就是开始衰老的起点。《内经》说女子“三七，肾气平均，故真牙生而长极”；男子“三八，肾气平均，筋骨劲强，故真牙生而长极”，就是说，女的21岁、男的24岁就长到极点了，不会再长了。物极必反，生长发育到了极点，衰老也就从此开始了。现代西德老年医学家列尔也有同样的认识，他指出：“变老早在20~30岁即开始，因为在二十几岁的病人身上，退化改变已经明显察知。”我国元代养生家王皀主张从小就开始注意养生防老。他著的《泰定养生主论》论述了幼、壮、老的依序养生法。最近，医学科学家们也认识到这一点。如提出“预防冠心病的最佳期”时指出，冠心病的严重合并症，虽然多见于中老年人，而铸成冠心病的基础——动脉粥样硬化，却可以始于青年时代，甚至在儿童或婴儿时期就潜移默化地开始了。因而冠心病预防建树于中年未免过晚，必须起步于青少年。还提出，婴儿体重过重，以致为青少年及成年后体重超重播下不良的种子。因此认为，婴儿时期合理喂养，对预防冠心病，具有一定的作用。这说明了古代养生家的远见卓识。

12. 如何从外观上判断一个人是否衰老

外观出现衰老的表现，一般是在35岁以后。《内经》对衰老的过程及征象有较详细的描述：女子“五七，阴阳脉衰，面始焦，发始堕；六七，三阳脉衰于上，百皆焦，发始白；七七，任脉虚，太冲脉衰少，天癸喝，地道不通，故形坏而无子也”。男子“五八，肾气衰，发堕齿槁；六八，阳气衰竭于上，面焦，发鬓斑白；七八，肝气衰，筋不能动；八八，天癸竭，精少，肾藏衰，形体皆极，则齿发去。”这是以面色、头发、牙齿、神态、动作以及生殖能力等来作为衰老的指针。《素问·阴阳应象大论》又侧重从起居、耳目来描述衰老的表现：“年四十，而阴气自半也，起居衰矣。年五十，体重、耳目不聪明矣。年六十，阴痿，气大衰，九窍不利，下虚上实，涕泣俱出矣。”

13. 现代医学对衰老有哪些看法

40岁以后，皮肤的皱纹不断增多而加深，以颜面部的前额和眼角最为明显。同时，还出现许多棕色斑，叫“老年斑”。这些斑点可以增生突起皮肤表面，一般称为“寿斑”。老年人的头发变细变脆，容易脱落，发色由黑转灰变白。40岁以后始两鬓斑白，60岁以后白发逐渐增多，80岁多见全头银发。头发变白的早迟还往往与遗传有关，因而有 20 来岁就出现白发的，所以不能完全以白发的出现和出现的多少，作为判断老化程度的指标。老年人牙齿常不完整。但脱落不完全与年龄成正比，还与口腔卫生等对牙齿的保护有关。六七十岁满口牙齿完好的并不少见，甚至还有 80 岁重生新牙的。湖南 102 岁的姚兴华，100 岁的女寿星何元珠，都还有一口完整的牙齿。103 岁的女寿星向林姑，竟在百岁时换了一口新牙。不过我们的祖先倒是以齿作为年龄的代词，"龄"字便起源于齿。《礼记·文王世子》说："古者谓年为龄。"少年称"幼齿"，成年称"壮齿"；"龆"表示童年，"齯"代表老年。

14. 祖国医学是如何认识长寿的

（1）畅神态。祖国医学非常重视人的情绪活动与身体人健康关系。提出七情（喜、怒、忧、思、悲、恐、惊）为致病的主要因素之一。因此《内经》强调在进行养生锻炼的时候，不仅要炼形，而且经练神。《素问·痹记》中的"静则神藏，躁则消之"。就是说：人能保持神志安宁，性情舒畅，即能少生疾病，身体健康，即使有病，亦较易医治，以神能收藏之故；反之，神不藏而躁动，自属危治。故《内经》一再指出"喜怒不书，寒暑过度，生乃不周"，反复强调，"喜和怒"是智者之养生之道。

古代医学家及养生家都强调，"养生莫若养性。"《千金》就很注重养性与长寿的关系。所谓"养性"，主要是指道德修养，如理想，情操，精神生活，后世医家提出的节欲，制怒，养神也都是讨论"养性的问题"。《内经》早就明确提出养性可以长寿。祖国医学认为，丢掉私欲杂念，保持乐观的情绪，开朗的性格，高尚的涵养，是防病健身、延年益寿的首要条件，是中医养生之道的核心内容。

（2）慎起居。起居，主要指作息，也包括平素对各种生活细节的安排在内。慎起居，即指要妥善处理好生活的各个方面，这是避免意外（伤害与疾病），保持体力以及防老延年的重要因素。

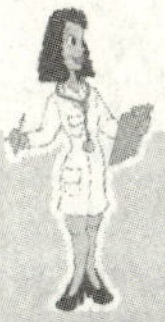

健康小贴士

《内经》总结上古寿命长的人长寿原因之一，就是“起居有常”。常者，有不变之规律并合乎常度。首先是作息制度必须有劳有逸，不能过劳，也不能过逸。老年人从事脑力或体力劳动的时候，切勿过疲倦。

在息与逸方面，对老年人来说主要是睡眠，适当的文娱活动与业余爱好等，也是完全需要的，但要有一定限度，切忌紧张与疲劳。

关于睡眠姿势，对于老年人来讲，俯卧、仰卧、左侧卧都不适宜，右侧卧最理想。右侧卧时，全身肌肉松弛，呼吸舒畅，而且能使心脏、肺脏和胃肠的生理活动降到最低程度。古人有“卧如弓”之说，右侧卧如弓形有一定科学道理。

古代养生家认为，“少寐乃老年人大患”，主张老年人以睡眠时间略长为好，一般而言60～70岁平均每天睡8小时左右，70～90岁平均每天睡9小时左右，90岁以上平均每天睡10～12小时适宜。

（3）节饮食。《内经》谈到上古之人“尽终其天年，度百岁乃去”的经验之一，就是“饮食有节”。“节”就是节度与节制。要求吃饭时间有规律，即定时定量，不过饥过饱，不过冷过热，不暴饮暴食。食物的种类与调和要合理，不偏食。

在食物种类的选择方面，历代养生家都认为老人的饮食宜清淡。孙思邈提倡老人的食物需“常宜轻清甜淡之物，大小麦曲、粳米等为佳”。善养性者常须少食肉，多食谷菽菜果，自然冲和文味。《养性论》中比较了南北居民所食肥淡不同，寿命长短不同。

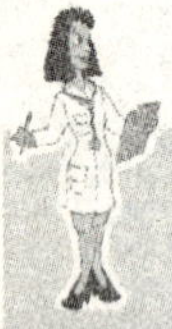

健康小贴士

古代养生家主张老年人宜“食少”。如晋代张华所著的《博物志》中说：“所食愈少，心开愈益；所食愈多，心愈重，年愈损焉。”现代医学认为多食（尤其是多食高热量的食物）可致体重增加，人体肥胖。肥胖的人多易患冠心病、高血压。这大概就是“所食愈多，心愈重”的意思。

古代养生家还主张晚饭宜少食。据调查，现在一些长寿老人也有这样的经验。

最近有资料提出：少吃多餐，不但能使人不至于过胖，而且有益于心脏。有人调查了 1400 位 60 岁的老人，每日吃 2 顿者，其中有 1/3 患心血管疾病，每日吃 5 顿者，只有 1/5 患病。

古代养生家还主张多吃蔬菜，吃饭必需配以蔬菜。古代医家和养生家特别强调饮食不宜过咸，即宜少吃盐。

我国自古就十分重视饮食的防老延年的作用。陈直的《养老奉亲书》中汇集了食治老人疾病的 160 多个方子，认为“高年之人，真气耗竭五脏衰弱，全仰饮食以资气血。”“凡老人有患，宜先以食治，食治不愈，尔后命药。”曹慈心为老年人编制粥谱百种，使老人调治颐养之用，以为老年食粥可保健强身。近代在长寿人群的调查中，也发现一些饮食与抗老延年有关，例如：多食酸牛奶、海藻类、鱼与大豆等。

15. 中医长寿秘诀有哪些

应自然和阴阳。要客观地和自然界的四时变化相适应，春养生，夏养长，秋养藏。因此，老年人应春避风、夏避暑，冬避寒，顺自然可以改造环境，适应生存达到长寿。

养后天保先天。脾胃称之后天之车，养后天饮食有节，保先天重视藏精，后更重要。脾胃属土，万物土里生，保脾胃对人体筋骨健康好处很大。

调情志惜精神。人的情志归纳为喜、怒、忧、思、悲、恐、惊七情。七情不节精神过劳，则神志散乱，气血失调，内脏不安，而引起各种疾病。中医认为，喜乐无度而伤心，大怒气逆则伤肝，悲哀不止则伤肺，久忧久思则伤脾，大惊卒恐则伤肾。心胸要宽，遇事不慌，无所惊恐，少思少悲，精神愉快，才能永保安康。

慎起居宜劳逸。生活规律，劳逸适度，活动的动静要平衡，不可无动，也不能无静。

16. 国外长寿老人的长寿秘诀是什么

1972 年，圣路易斯的《柳叶刀》报道了一位哥伦比亚的混血儿，180 岁的米克尔·索利斯的长寿消息。医生们专门访问了他，当时他正在花园里劳动。据这位老寿星说，他的长寿是由于生活有节制。他每天始终只吃一顿筒粥，任何时候也不吃烫食，并且每个月挨两次饿，这期间只喝适量的水。

埃及一位年纪最高的妇女名叫娜菲萨·尼格姆，她住在农村。在庆贺自己135岁生日时，她对前来采访的记者说，自我感觉良好，身体健康，颇有精神。她还能经常到全国各地去看望自己的儿孙们。关于长寿秘诀，娜菲萨深有体会地说，保持简朴的生活方式，早晨早起床，晚上不迟于8点睡觉。她的食谱主要是蔬菜和奶制品等。

非洲的津巴布韦有位老寿星名叫厄塔姆卡约拉，住在马拉维附近的农村，在他138岁时还能到田里劳动。他的孙子想减轻他的生活负担，不让他到田里干活，他却为之不满。这位老寿星长寿的奥秘在哪里？他个人认为，他长寿的奥秘就在于经常参加劳动和从来不喝酒。

原苏联格鲁吉亚共和国雷尼赫村有一名叫捷梅尔·瓦纳恰的老人，在他115岁时，仍能坚持户外劳动。除了参加体力劳动、文艺活动外，还喜欢骑马到山上打猎。他在谈到长寿经验时说，坚持户外劳动不仅给生活带来了乐趣，还给身体带来抵抗疾病的能力；不追求享受与清闲，有病时，不把希望寄托在吃药打针上，而吃点草药能治好，就决不吃西药。最重要的一条是特别注意合理的生活规律。

前苏联亚美尼亚一个边远小村，有一名老妇庆贺自己105岁生日。这位女寿星身体健康，精力旺盛，从未生过大病。她认为，保持旺盛精力的秘诀就在于从事体力劳动和吃素食。

法国一位长寿老妇出生于1871年，当了多年厨师。在她113岁时，身体还挺结实，食欲好，睡眠也不错，头脑清醒说话风趣幽默，始终保持不寻常的好学态度。从她100岁起，每年还能乘飞机到各地旅游。关于长寿的秘诀，用她的话来说，主要靠乐观，她的一生保持高度的乐观主义精神。

罗马尼亚一位老奶奶斯塔思卡·帕塞列在庆祝自己百岁生日时仍一直坚持劳动，身体依然健康。她常对人说，长寿的秘密在于保持良好的情绪和坚持经常性的劳动。

非洲利比亚有一位全国年龄最高的老人，名叫赛寥艾尔·博拉温维尔，年满百岁。他劳动了一辈子，酷爱打猎，至于长寿的秘诀，他对记者和朋友们说："我的长寿没有什么秘密，我的一生就是在劳动中度过的，吃的普通饭菜，日常最爱吃椰子和木薯。"这位头脑清醒的长寿老人还祝愿现在的青年人，他说："要多从事一些有益的劳动，并尽量少浪费一些空闲时间。"

巴勒斯坦135岁的老寿星阿拉费·萨列姆，他有一个和睦的大家庭，晚辈对长辈都很有礼貌。这位老人常对人说，经常保持饱满情绪，心情愉快，在家里受到敬重，这样，就能延年益寿。

17. 美国科学家提出延年益寿7条规律

美国科学家对7000名居民进行连续5年的研究、试验和调查之后，得出了延年益寿的7条规律。

（1）吃饭务必定时，两餐之间不吃零食。

（2）每天必须吃早饭。

（3）不吸烟。

（4）不喝酒，或饮少量的酒。

（5）每晚睡足7~8小时。

（6）保持正常体重，不超重也不太轻。

（7）经常运动，每周至少做2~3次适量运动。

美国科学家的研究指出：一个50岁的男人如果切实遵守上述7条规律，那么他的健康状况不会差于只遵守7条中的一两条的25~30岁的青年。

18. 哪些人能长寿

人人都想健康长寿，但这种愿望并非人人都能实现。我国人均寿命虽在不断增长，可活过 90 岁的人仍寥若晨星。故而，活过 90 岁，成了很多老年人的奋斗目标。

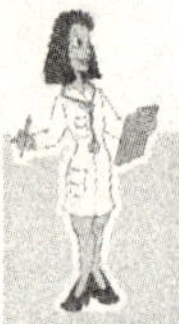

健康小贴士

人类健康学、老年病研究专家历时五年在对近百位 90 岁以上的老人调查访问中发现，他们在生活中的某些特点竟惊人地相似。毫无疑问，这些特点是对健康长寿起到了至关重要的作用。这些特点是：

（1）没有出现老年痴呆症。

（2）在中年时未患重大疾病。因为人至中年机体功能已渐衰退，一旦罹患重大疾病，不光治愈很困难，还会留下可怕的后遗症。

（3）很少去看病，很少住在养老院，几乎所有的 90 岁以上老人都是和家人一起生活，他们大多儿孙满堂。

（4）天赋较高，聪明，对时事相当感兴趣，理解力高且拥有良好的记忆力。

（5）无忧无虑。将任何苦难都视为生命不可或缺的点缀，在他们目力所及的前方永远是光明而美好的。

（6）独立自主。很少为难或强迫自己。他们通常从事农业或养殖业，或为法律、医学及建筑专家；有些是自营小生意，一小部分是企业主或职员，他们的共同特点是退休较晚。

（7）不会过多关注讨论死亡话题。他们决不是对死亡心存畏惧有意回避，而是觉得将宝贵的时间消耗在无谓的争辩中，不如去尽情享受生活更有意义。

（8）懂得享受生活，个性乐观且有幽默感，容易感到愉悦和满足，能够发现别人不容易发现的美好的事物。

（9）适应力极强。虽然他们之中有许多人都怀念童年时光，但没有人希望回到过去，多喜欢生活在五彩缤纷的现在。

（10）通常在五六十岁会出现忧郁情绪，但很快会被他们扫清，重新开始新的生活并对未来充满信心。

（12）一生中使用药物量很少，甚至比一些以药为保养辅助品的人一个月的用药量还少。

（13）都有早睡早起的习惯，平均睡眠时间为 6 ~ 7 小时，而且有充足的休息时间。

（14）爱好广泛，但有节制。

（15）不抱怨任何人和事。

（16）节制饮食者长寿。每人每日饭量在 120 ~ 150 克左右。

（17）瘦黑者长寿。我国古代医学家认为，黑为肾色、为健康之色。“此精气有余，乃高寿之征”。

（18）起居定时者长寿。在日常生活中，定时早眠早起，生活具有规律。

（19）发育较晚者长寿。在被调查的老媪中，大多数人的月经初潮较晚，闭经也较迟。

（20）经常运动者长寿。“生命在于运动。”经常进行体育活动，每星期最少 3 次，每次不少于 30 分钟。

（21）心胸坦荡者长寿。被调查的长寿者中，绝大多数人，遇事不急躁，能保持乐观的态度。

（22）女性比男性长寿。调查的结果证明两者比例为 1∶0.56，年龄越高，比例差距也越大。

（23）无心血管疾病者长寿。在被调查的 100 名老人中，患有心血管疾病的仅有 2 名，高血压患者 6 名。血压大多偏低，但无低血压症状。

（24）慎酒戒烟者长寿。调查的结果显示，大多数长寿老年人不吸烟，少饮酒。

（25）长寿有遗传性。家族中长寿的人多，和父母的遗传有很大关系。在调查过程中，有 60 名老人的父亲或母亲均是年逾 70 而亡的。

（26）按时检查身体。有一些疾病，表面没有什么症状、一旦有明显症状时，医治就困难了。按时检查身体、可以早发现潜在疾病，及早医治。

（27）淡泊名利。在日常生活中，人的欲望太大，烦恼也就多，知足者常能心安理得，保持乐观。因而，也能身心健康长寿。

（28）头、二胎出生者寿命长，在 90 岁组中占 60%，100 岁组中占 77%。

（29）体矮者。矮个子比高、中个子寿命长 11%～19%。男性身高 165～168 厘米，女性 157～160 厘米，其体能潜力和内脏功能最佳，消耗热能相对较小，有利延寿。

（30）稍胖者。美国科学家调查时发现，稍胖的人体能抗病能力及抗癌能力均比瘦人优，故寿高。

（31）秃顶者。男人秃顶精力充沛，白发晚生，平均寿命 80 岁以上。这可能与其体内雄性激素分泌旺盛有关。

（32）耳长者。耳朵长者多享受高寿，可能与其体内肾气旺盛有关。

（33）腰细者。腰细者能活 70 岁以上的约占 95%，且很少患心血管疾病。

（34）常居花木丛者。在物质生活条件相同的情况下，长年忙碌于绿草丛中的花匠，比常居于花木稀少、空气污浊闹市的人平均多活7年。

（35）血压略高者。芬兰医学家发现，80岁以上的寿星，血压大多保持在160/90毫米汞柱左右，其存活率远比血压只有120/70毫米汞柱的老人高。

（36）脑勤者。勤动脑筋的思想家、哲学家、作家、科学家、发明家、艺术家、棋手，其寿比常人高15年左右。

（37）多梦者。研究人员发现，人脑中存在着两种相反的催眠肽，一类催无梦睡眠，另一类催有梦睡眠。他们成功地分离出有梦睡眠肽，将它施于动物，使其睡眠中有梦期延长，结果实验动物的寿命均大大提高。由此，科学家们认为，做梦多的人大脑中有梦睡眠肽的重量多于无梦睡眠肽，因而他们的寿命要较一般人长一些。

（38）没做过大手术。活到90岁以上的老人，在高龄之前很少做过外科手术，只有少数人做过小手术。这就是说，没有得过严重的外科疾病，身体没有受到过重大创伤的人，也是可能长寿的人。

（39）身体并不太健壮。调查的事实表明，相当多的长寿者平时体弱多病。在这些人中，发病率较高，但死亡率较低。

（40）卧室凉爽。在凉爽的房间（17℃）睡觉有益于青春常驻。

（41）干你想干的职业。干你感兴趣的，作自己人生的创造者，避免受到压制和压抑。

（42）真正的爱情。温馨的恩爱和（有规律的）性生活能协调人体的内分泌系统，增强免疫和循环系统。其养颜防老，驻留青春的效果令人惊讶。

（43）眼有神。眼为大脑的延伸部分。老年人目光炯炯有神，表明大脑的生理功能良好。

（44）牙齿坚。中医认为，齿为骨之余，肾主骨。牙齿好的人，一般肾脏功能亦良好。

（45）“前门”松。系指排尿正常，无淋漓不尽和阻滞感。表明前列腺及泌尿生殖系统良好。

（46）“后门”紧。系指大便正常，无溏便及便秘，肛门括约肌功能良好，肠道无特殊疾病。

（47）形不丰。指体重适中，体型不胖不瘦。

（48）声息和。说话声音洪亮，快捷，呼吸从容不迫。说明呼吸系统及中枢神经系统功能协调一致。

（49）乐观。人的一生总会经历一些或大或小的事故，如患病、失业、工作失误、亲友亡故等，而长寿老人的秘诀就是始终对生活持乐观的态度。据有关调查表明，长寿老人的气质类型以黏液质居多，具有行动缓慢、心平气和、自制力强、内蕴，平静的性格，但他们具有灵活敏感、爱好交往、和蔼可亲、注意力和感情都较易转移的特点。上述因素都对维持大脑皮层的活动平衡有积极作用，这有利于消除疲劳、缓解紧张。

（50）自信。社会心理学家认为，人有自信心中必然会涌起欣慰之感，同时相信自己活着对社会，对他人有益，并使之成为个人生活的精神支柱，因此而充满自信。欣慰和自信善良还会使人少计较个人得失，不算计别人也不怕别人算计，大脑神经始终处于良好状态，达到心静体自康。

（51）诚意。美国加利福尼亚一些中学于 70 多年前开始的一项心理学调查，至今有了结果。心理学家杰尔曼和他的学生对该州各学校 856 名男生和 672 名女生进行了心理测试，每隔 5 ~ 10 年调查一次，到 1991 年这些被调查的学生中还有一半男生和 1/3 的女生在世。通过与死亡者的心理特征及其寿命对照研究表明，这些健在者的心理特点有利于长寿，即少年时代性格诚实，遵守信用而责任心强的人，比之于不够自觉，不够踏实的同龄人多活 2 ~ 4 年。祖国医学也早就对此有过记述，其要点是诚实之人无偷偷摸摸见不得人的心理负担，任何时候都会有极好的心境，吃得好，睡得甜，干得欢，怎么会不长寿呢？

（52）知足。常言道：人有“七情”、“六欲”，有欲望才会有追求和奋斗目标，但欲望过高也会使自己的人生走进迷途，影响身心健康，甚至导致盲目行动，毁了美好前程。七情中只有喜是对健康有益的，故我们应多寻找“喜”趣，而产生其他“情”时就要注意调适心理，通过种种无害的途径发泄释放。在物质的丰富中使现代人无法说出自己的最高需求，所以要想人生欢乐，知足最重要，否则一辈子都会忧愁抑郁，甚至损身折寿。

（53）规律。新兴的生物钟学说发现，人体的一切生理活动不是恒定的，而是起伏波动，有高潮也有低潮，人体内有一个“预定时刻表”在支配着这种波动，人们形象地称之为“生物钟”。它可支配血压、体温、脉搏、心跳、神经的兴奋抑制，激素的分泌等100多种生理活动。生物钟中各项生理指标波动的周期是不同的，有的以小时为周期，有的以天为周期，也有的以月、年为周期。生物钟“准点”是健、寿、智、乐、美的根本保证，所以人们日常生活中的一切活动，如起居、就餐、用脑、喝水、排便等都应定时，并持之以恒，才会收到好的效果。

（54）读书。读书能使人精神集中，杂念俱消，心平气和，从而有利于健康长寿；读书可使人意境开阔，心怡神畅，忘却病痛，有利于身体康复；读书可以拓宽个人的爱好和兴趣，并强化其社会或习俗可接受的行为，使生活快乐和充实，当然，前提是要读好书，否则适得其反。

（55）爱情。热恋中的男女都会感到无比的幸福，这种全身心的愉悦和欢乐刺激了他们的机体，而释放出大量有益的激素、酶、乙酰胆碱等生化物质，把神经、内分泌系统的功能调节到最佳状态，从而增强机体免疫能力，促进细胞的新陈代谢，使皮肤变得更有弹性。原先的皱纹，首先是眼角和嘴边的皱纹会逐渐舒展开来，人会变得肢体强健，精神焕发。请记住这样一句名言：“有爱的一顿粗茶淡饭，胜于含恨的一餐烧烤牛肉。”

（56）交际。美国一家医学研究中心曾对1360名心脏病患者进行跟踪观察，发现独身或没有亲密朋友的人多在确诊后5年内死亡，其死亡人数是有伴侣和亲密朋友患者的3倍。专家们指出，交际是现代社会中的每个人不可缺少的“维生素”，有满意的人际关系者较长寿，勤于动口的老人身体更健康。当然，交际中应以情感的需要为主，结交可信任、情趣较一致的朋友，勿要抱着功利目的。

（57）工作。现代医学研究表明，一个思维健全的人总是保持着一定的紧张度，因为适度的紧张才能保证机体的正常运转，有效地进行新陈代谢，也有利于发挥我们的主观能动性，调动机体潜能。积极适应环境和改造环境，进行必要的创造性活动。在一般情况下，从肾上腺髓质里分泌到血液中的肾上腺素和去甲肾上腺素，在适度和有节奏的紧张状态下，会维持一定的水平，多余的部分则被一些特殊的酶所破坏，所以，从人体生理活动来看，充实的生活可保持适度的紧张，从而维持身体机能的正常状态，促进健康和长寿。美国心理学博士雷米曾作过一项研究，发现世界上忙碌紧张的名人，通常要比普通人寿命高出29%；外出工作的妇女要比家庭妇女发病率低。美国还作过一项调查，失业率每增加1%，死亡率就增加2%。这些数据都表明，保持适度的紧张对延缓衰老是重要的。

19. 常读书的人易长寿

“养生必须养心，养心莫如静心，静心莫如读书”。在日常生活中，老年人经常读书，有利于延缓身心的衰老，起到延年益寿的作用。

古代圃翁说："人心至灵至动，不可过劳，亦不可过逸，惟读书可以养之。"特别是老年人读书，能使人知识渊博，明辨是非，懂得趋利避害。书上文章本身具有的集中精力、调节情感、忘却烦恼、淡化抑郁的功能，有利于长寿养生。

我国自古就有杜甫诗能去病痛的传说。第一，读书学习，能够促使老年人尽快地适应离退休后在家的生活。那些退休以前在工作岗位上从事脑力劳动的老年人，离退休回家后，一下子便成了"闲人"。因此，多读书，多学习一些知识，可以使老年人的生活更加充实。第二，读书学习，有利于老年人延缓身心的衰老，能起到延年益寿的作用。据研究，坚持进行脑力劳动的人，脑力不会因年老而衰减。相反，一些健康的老年人，随着年龄的增加，读书越来越勤奋。大脑是全身各脏器的指挥中心，越用则越灵，身体经受了许多疾病的侵袭，延年益寿。第三，不断地读书学习，可以增进老年人的心理健康。人到老年，如果不读书学习，就会被时代抛弃。如果经常读书、学习、看报，心胸开阔，情绪乐观，不计较小事，不爱生闷气，不钻牛角尖，使自己感到人虽然老了，但思想不老，在精神上仍保持年轻的状态，正确处理好与子女、老伴及朋友之间的关系，能增进自身的心理健康。

现代国内外的专家研究发现，精神刺激可调节人体的免疫功能。德国的病人图书馆，请那些慢性病，尤其是神经系统及心理疾病患者，阅读不同感情色彩的书籍，病人康复很快。美国心理学家勒纳倡导"诗歌疗法"，认为吟诵诗歌能改善心理和情绪状态，有益身心健康。在意大利，医学家和诗人联合成立"诗药有限公司"，配方由病理学家和作家精心设计制作。

此外，现代书刊上常登载一些感人的故事和幽默的笑话，如果老年人经常读这些小品，会让人感动或开怀一笑，对保健和长寿实在有益。

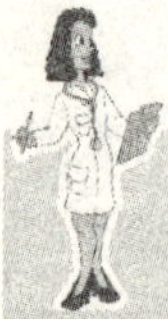

健康小贴士

西汉文学家刘向说："书犹药也，善读之可以医愚。"从养生的角度来看，读书可以使人获得的知识更多，认识事物的规律更多，医治人的愚昧，从而少干一些会引发暴食、暴饮、酗酒、纵欲之类有损身心的傻事。读书还要用脑，而脑只有通过运动，才能延缓中枢神经老化，带动血液循环，协调和控制全身功能，利于健康长寿。

老人应当将读书作为一种延年益寿的功夫来修炼。据世界卫生组织的统计，文化程度越高，患结核病、流感、肺炎、糖尿病、脑血管病等常见病和多发病的死亡率就越低。中医医学会的一项测定也表明，脑力劳动者、体力劳动者、无职业者的累计存活率，与文化程度成反比。或许有人会举出例子说，科学家、作家、教授都读了很多书，他们之中也不乏英年早逝的。从养生的角度看，这是不"善读"。不善读者熬夜成性，废寝忘食，身体透支，又怎能长寿呢？

学会读书，善于读书，其乐融融，尽享天年。

20. 患高血压的病人也能长寿

芬兰医生历经5年观察，意外地发现，收缩压120毫米汞柱、舒张压70毫米汞柱的老人存活率大大低于收缩压160毫米汞柱、舒张压90毫米汞柱的老人。

高血压患者能否长寿，取决于其是否能正确地治疗和是否有健康的生活方式。例如，患者能够长期坚持治疗，坚持运动锻炼，保持乐观情绪，生活有规律，就能长寿。新的观点认为，老年人血压偏高说明是身体保护自身的一种生理措施，并不是一件坏事。当然，如果血压持续升高也不好，那样也会带来危害。

21. 患冠心病的病人也能长寿

临床发现，冠心病病人经过有效的治疗，病情稳定后，基于冠状动脉循环有着很大的潜力，供应心肌的冠状动脉各分支之间犹似纵横交错的河流，有许多分支“航道”，平时血液流动主要走“主航道”，而一旦冠状动脉一个较大的血管分支被阻塞后，血液还可通过“支流”灌注，保证阻塞血管远端的心肌血液供应。这就叫做冠状动脉的“侧枝循环”。刚发生冠心病时，这种“侧枝循环”不完善，所以常易引起相应心肌缺血，出现症状。随着病程的延长，“侧枝循环”日趋发展，“支流”增宽、数量增多，就可能使相应的心肌缺血明显改善，其病情也能日趋好转。再加上相应保健、医疗、锻炼、控制情绪和生活规律等良好条件，冠心病病人同样也能长寿。

22. 坚持信念的人能长寿

人体生命科学，论证人体机能可以持续 120 年，关键在于信念。在某种意义上讲，坚定生命的信念，在生活中坚持不懈，持之以恒地进行身体锻炼，克服各种不利健康的因素，这样的人就有可能达到健康长寿的目的。相反，总觉得自己快不行了，快死了，也许死亡就真的来得早些。这不是唯心论，而是精神反映到人体上的物质作用。所以，必须克服各种对于自己生命的消极想法。也不能得过且过，不要每天如度末日那样地活着，要把每天的生活看做明天以及今后的开端。必须坚信自己能长寿，自己活到老很有价值，而且活到老很有希望。

把信心看做是我们的生命一样重要，就能办好一切事，无论遇到多大的困难与挫折，只要充满信心，坚定不移，坚持到底，就没有攻不破的难关。什么叫信心？它是相信自己愿望或预料一定能够实现的一种精神。这种精神对人的一生非常重要，只要保持这种精神，不管碰到什么艰难险阻，都会勇往直前。医学专家认为，坚定的信心可使人处于比较平静的状态，这样，人体的内分泌和免疫系统就能维持正常的功能，从而可以减少疾病的发生，增强抗衰老的能力。所以，树立信心，首先应当保持良好的心态，这样利于调节大脑血液循环和内分泌系统的功能。

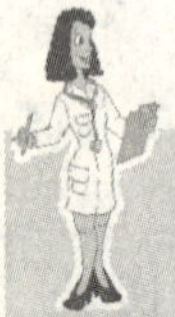

健康小贴士

人都期望健康长寿，影响长寿的因素固然很多，但信心是重要的一条。有健全的心理，才有健康的身体。靠坚强的信心，就能祛病健身与健康长寿。这就是我们通常讲的“精神支柱”四个字。一个人只要这根支柱不倒，就能顽强地生活下去，奋斗下去，直至取胜。从这个意义上说，信心是人的整个生命。但是遗憾的是，现在有些人刚刚从工作岗位退下来，或未至老年期，就把自己比喻成“落叶”、“不中用了”，这种消极、悲观情绪影响了日常生活，甚至损伤身体健康。可见，信心是一个人的灵魂，信心就是健康，信心就是生命。

我们还记得一句格言："生命不息，奋斗不止"。一个人来到世间，就要有这样一种自强不息的精神。有了这种精神，就能战胜一切困难，迎接挑战。因此，信心是来源于自己的坚强意志。唐山大地震时，不少人身临绝境，在缺氧缺水和缺食的条件下，以惊人的毅力保持体能最低的消耗而一直坚持到被营救生还。再比如身患"绝症"的人，也是依靠自己的信心与毅力，和病魔斗争到底而得到康复的。由此足以证明，信心对人体的健康长寿有一种神奇的作用，原因也就是信心能引起人体一系列生理变化，如肾上腺皮质素，某些性激素等增加，都能提高抵抗疾病和求生存的能力，延续生命。此外，信心对人的情绪变化也有很大的影响。

中外众多长寿者的经验告诉我们，一个人生命高质量的原动力，既来源于灵魂深处对生活充满激情，从而爆发出异常强大的精神力量，也来源于对社会神圣高尚的使命感，对他人默默奉献的事业心，对祖国坚如磐石的向心力。当你自然地用双脚走进生活，勇敢地用双手托起命运，用双肩挑起责任，并且义无反顾地在"奉献"道路上勇往直前时，你就会精力充沛，生命之火也会愈烧愈旺。

现代医学普遍认为，一个人的精神支柱和健康长寿的灵丹妙药不是别的什么东西，而是"信念"。纵观古今中外，有许许多多在逆境中因具有坚定信念而获得新生的实例。例如，鲁滨逊在荒无人烟的孤岛上，就是用自己坚定的信念建立了自己的"世外桃源"。再比如，作为国家领导人的国务活动家中长寿者很多，如我国的毛泽东83岁、英国的丘吉尔91岁、法国的戴高乐81岁、南斯拉夫的铁托88岁等等。除了他们的生活、医疗保健条件比较优越之外，其主要原因就在于他们身负重任，始终有着一种强烈的责任感、紧迫感和事业心，在他们身上，有一股强大的"信念"、精神力量在支撑着他们。

因此，养生与进取，是人在维持自身生命高质量的过程中，相互依存、互相激励、不可或缺的一对"对偶因子"。养生是为了更有力地搏击人生风雨，而搏击人生又会发扬光大养生的效果。无数事实也告诉我们，一个人的最大幸福和欢乐，既不是金钱，也不是清闲，而是通过与群体一起工作和生活中获得的真正伟大感。只有在与天奋斗、与地奋斗、与人奋斗的坎坷生活中，运用静思、宣泄、求知、创造等手段，在坚定不移的信念驱动下，通过与消极、无望、忧虑、死神的抗争，才会获得巨大的欢乐、幸福和生命力。

23. 行为道德高尚的人易长寿

世界卫生组织对健康概念的界定中，也包含了道德修养的内容，从而使健康添加了道德的新含义。道德健康包括：“不以损害他人利益来满足自己的需要，具有辨别真伪、善恶、丑美、荣辱等是非观念，能按照社会行为的准则来约束自己。”这个道德健康的概念，是有其科学根据的。

其实，我国古人对人的寿命与行为道德修养的密切关系早有认识。传统养生学认为，道德乃长寿之根本。早在春秋时期，孔子就提出“仁者寿”的观点，多次对弟子强调：“大德必得其寿。”道家的老子、儒家的荀子以及历代医家都将其作为养生之道。

关于行为道德修养与长寿养生的问题，我国许多医书中均有说明。如唐代的孙思邈在《千金要方·养生序》中指出：“百行周备，虽绝药饵，足以遐年；德行不克，纵服玉液金丹，未能延寿。”由此可见，良好的道德修养也是延年益寿的一个重要因素，不良的品行，则会引起健康的自我损害。

德高，具有高尚的思想境界；望重，拥有良好的人际关系。有统计表明，在长寿者中，有90%均为德高望重的人。难怪，人们把德当做身体健康的“助推器”。

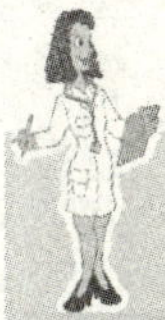

健康小贴士

现代医学研究认为，一系列的精神负担和异常情绪，不但会激起神经系统和内分泌系统的一系列反应，进而影响到人的正常生理代谢过程，降低人体内的免疫功能，且易导致疾病缠身，未老先衰。

国内外学者经多年的科学研究调查，得出的结论是：一是多次贪污公共财产的人，容易患癌症、脑溢血、心脏病和神经过敏症等疾病；二是有损于社会道德标准的人，如独断专行，胡作非为等行为，必然会加重神经紧张、恐惧、内疚等方面的精神负担，引起神经和内分泌系统功能紊乱与失调，干扰各器官组织的正常生理功能，削弱其免疫力，最终会导致器官早衰或病变；三是廉洁有益健康，腐败容易折寿。道德高尚、心态平衡、淡泊名利等善良的人，重视道德修养，严以律己，宽厚待人，光明磊落，行善积德，心胸坦荡，心理自然处于愉快平衡状态，就能促进人体分泌更多有益的激素、酶、神经递质等物质，将人体新陈代谢水平调整到更适宜的状态，增强人体的免疫力，提高体质，身体机能必然和谐而获长寿。

从长寿养生的角度讲，在日常生活中，老年人应加强个人修养，做一个重仁义、讲道德、不谋私利的正直人。具有这样高尚情操的人，便能心理宁静、疾病少生、身体健康、福寿永存。

24. 低声说话的人易长寿

在土库曼斯坦有个叫尼科内伊夫的小村庄，村里有不少过百岁的老年人。经过专家们的实地考察研究，发现该村老年人的长寿秘密，原来是低声说话。该村被称为“低语村”。

在考察中，专家们发现，村里颁布的村民公约规定：大声喧哗和制造巨响属于违法行为，屡教不改者将受到严惩，甚至坐牢。所以，这个村子成了远近闻名的“低语长寿村”。

现代心理学研究认为，在日常生活中，老年人养成低语说话的习惯，有利于心态平衡，保持情绪处于最佳的状态，促使人健康长寿。

由此可见，说话太快太急的人容易患心脏病，不利于健康长寿。

25. 习书作画的人易长寿

在我国，有“书画者多长寿”，又有“寿从笔端来”之说。修炼书画，是一种创造美的艺术。书画能养生，欣赏玩味书画，能够增加情趣，陶冶情操，使人思静神凝，排除一切不良因素的干扰，进入艺术天地，从而获得健康长寿。

书画与长寿养生有着密切的联系。仅以书法作品为例，那浓淡协调的墨色、匀称美妙的结构，遒劲生动的笔法，给人们一种高雅的艺术美享受。练书法，要做到“细心凝神，心正气和”、“秉笔思生，临池志逸”。古人云：“寿从笔端来。”在“人生七十古来稀”的年代，书画家却大都是寿星。据记载，唐代写《九成宫》的欧阳询，活到了85岁；写《夫子届堂碑》的虞世南，终年89岁；写《多宝塔》、《麻姑仙坛记》的颜真卿，活到76岁；写《玄秘塔》的柳公权，终年88岁；明代大书画家文徵明90岁。近代书画家长寿者更多，如齐白石活到97岁；张大千活到87岁；孙墨佛和苏局仙都享有百岁高龄，为后人所赞颂。

那么，修炼书画何以能使人长寿，其道理何在呢？

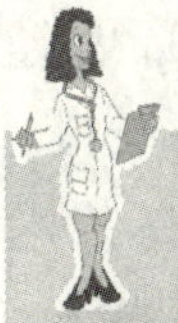

健康小贴士

据研究证实，画家在抒发山水的风光美、花鸟的姿色美、生活的情趣美、人体的阳刚美或阴柔美等时，不仅比常人先感受到美，而且充满对美感的宣泄，使画者的心理活动处于愉快、宁静、稳定和平衡的最佳状态。正如元代画家黄公望曰：“以画为寄，以画为乐。”一个人终生创造美，精神快乐，有所寄托，这是画家长寿的道理。

根据专家们多年来的研究和总结，习书作画给长寿带来的好处，具体表现为：

第一，能够摄心养性，使人精力充沛。唐代大书法家欧阳询认为，习书作画，必须“莹神静虑，端己正容，秉笔思生，临池志逸”。习书作画时，用意念控制手中之笔，心中便有“静”制“动”。这样一来，可以改善大脑皮质和植物神经功能，对促进大脑思维的敏锐和沉着也大有益处。习书作画，一是持之以恒，使人的情绪得以调整，调节了人的精神活动，达到了消除疲劳和预防七情劳损的目的；二是提高人们的审美情趣，得到艺术享受，陶冶情操。

第二，调理脏腑，使人舒展经络。正如刘海粟大师所说的那样：“作画要弯腰、甩臂、动身，写字须身直、头正、腕平，每天进行这一系列活动，犹如每天打了一套太极拳。运笔过程，仍须缓缓地吸气，徐徐地运笔，又像做了一套气功。”书画艺术要追求线条的“力度”，所谓“力透纸背”以及“文章有风骨，书画尚骨力”等，均与“力度”有关。书画家把一根较长的横向线条比做千里行云；把纵向的长线条比做万岁枯藤；把曲线条比做惊蛇入草；把散点比做满天繁星。要取得这些艺术效果，必须心手双畅，集全身之力于笔端。把注意力和运动力凝聚起来的特点，与太极气功追求的聚力特征颇为相似，它能活跃人体的经络和脉息，具有调理脏腑、舒展经络的功能，可使人长寿。

第三，步行万里路，增加体力锻炼。为了深入生活，提高艺术修养，画家写生者跋山涉水，力求行万里路；练雕刻者爬高凿石，周游名山大川充分领略田园草泽等大自然风光，这些都是对画家的脑力和体力的极好锻炼。一是可以调节气血循环，舒筋活络，增强新陈代谢；二是能陶冶情操，排除忧郁，处于一种乐观超逸的心理状态。

由此可见，习书作画是一项集脑力和体力于一体的综合运动，也是一项高雅的艺术修炼。沉迷其中则乐此不疲，妙不可言。书画家们长此以往，在“砚田笔垄中修炼耕作，得以长寿也就不足为奇了。”

习书作画，除了用于养生外，国外医学界已有人利用绘画来治疗各种疾病，取得较好的效果。

据报道，俄罗斯医学博士奥梅尔钦科在研究口吃病因时发现，讲话与写字有某种内在联系，一般来说，口吃者写字时，也急于求成。他挑选了100名患者，第一天先让他们用平时惯用的字体抄写一篇文章，然后再用印刷体工工整整地重抄一遍。由于印刷体笔画规矩，书写费时，需要耐心才能写好。他严格要求患者一笔一画地书写，每天规定书写一定数量的印刷体字，不准以自由体书写。经过两个多月的书写治疗，大部分养成了慢慢书写的习惯，并且由于条件反射，说话也慢条斯理，不慌不忙，再也不结结巴巴了。

国外已有人利用绘画来治疗精神病。在发病初期，让患者用灰色或黑色绘画，随着病情好转，再加些明亮的颜色。为使情绪安定，可关闭窗户，排除所有的外界干扰。精神分裂症患者难以作画，可以让其画些形状奇妙的房屋或人物。在绘画时，必须精神集中，排除杂念，心平气和，意力并用，才能画好。所以说，绘画能调节人的精神。精神病患者通过一个阶段的绘画，压抑的感情得到抒发。这样一来，可以培养其控制精神活动的能力。

为了使身体健康长寿，老年人在锻炼身体的同时，业余生活中，多习书作画，可以增加生活情趣，有益于健康养身。

26. 从容的人易长寿

所谓从容，是指舒缓、泰然、大度、恬淡之总和。从容与寿命有着密切的关系，不仅反映了一个人的气度、修养、性格和行为方式，而且是一种符合人的生理、心理需要的有节律的、和谐、健康、文明的精神状态和生活方式。

人类社会复杂，人处在各种矛盾之中，不可能总是处在顺心的环境中。面对外界环境的各种变化，从容之人，做事不急不慢、不躁不乱、不慌不忙、井然有序。值得指出的是，从容之人，遭受挫折而不沮丧，得到成功而不狂喜。这就是心理健康的突出表现。

“事从容则有余味，人从容则有余年”。从现代心理医学的角度看，从容之人，面对生活压力，一方面能做到“三个善于”，一是善于排遣，二是善于转移，三是善于超脱，从而能够保持心态平衡；另一方面能较好地协调内在环境和外在环境的关系，使人体的神经系统、内分泌系统经常处于一种很有规律的缓释状态。因此，从容之人，心、脑血管和其他器官受刺激的次数显著减少，气血冲和则百病难生，这是从容者多长寿的奥秘所在。

27. 不畏老的人易长寿

英国著名哲学家和教育家伯特德·纳塞尔活了98岁。他在《怎样变老》一书中写道：“一个人生存在世，就应该像一条河流——起初是涓涓细流，受到狭隘堤岸的制约，而后则汹涌地冲过岩石，越过瀑布，渐渐地，河面变得越来越宽，堤岸消失了，水无声无息地流着，而最终毫不停顿地汇入大海，毫不痛苦地失去了自身的存在。一个人老了，就要这样看待自己的生命，才不会遭受畏惧死亡的折磨，因为他所关心的事情仍将继续下去。”

在日常生活中，当“自悲”真正消失以后，眼界也就开阔，心胸便博大起来，心地也坦然。一切顺乎自然，怡养天性，健康长寿，这是人老而心不老、年迈而体不衰的一个诀窍。

28. 控制寿斑的人易长寿

寿斑是一种名收“脂褐质色素”的化学物质，不仅聚集在体表细胞膜上，而且还大量存积于心脏、血管、肝脏以及脑细胞中，是细胞生理性衰老的一种表现。

现代医学研究认为，随着年龄的增长，斑点斑块的数目逐渐增多，面积也逐步扩大。如果寿斑沉积在血管壁上，会使血管壁部位发生纤维性病变，导致动脉硬化、高血压、心肌梗塞；大量存积于脑细胞内时，会引起老年人神经官能不全，导致记忆、智力障碍以及抑郁症，甚至老年性痴呆等。所以，“寿斑”作为老化现象之一，是细胞生理性衰老的一种表现。

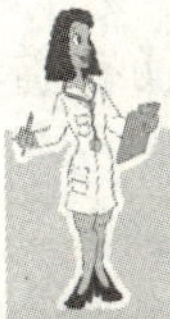

健康小贴士

从长寿养生的角度讲，控制寿斑，才能使老年人长寿。如何控制寿斑，一是药物方面，可服用一定量的维生素E；二是饮食方面，可多吃含维生素E丰富的食物，如植物油、谷类、豆科、深绿色植物以及肝、蛋和乳制品等动物性食物；三是加强体育锻炼，可以防止这种老化色素沉积在血管上，阻止血管变性。

29. 保护好牙齿的人易长寿

口腔的功能与全身多方面的功能，特别是消化系统功能有密切关系。由于口腔不卫生引起的疾病，如牙周病，可作为病灶引起关节炎、胸膜炎、心肾疾病。

牙齿卫生状况不良与溃疡病的关系。一是患有慢性胃炎、胃溃疡的病人，经抗生素治疗恢复后，会死灰复燃，其症结就在于：引起胃黏膜病变的幽门螺旋菌躲在牙垢中，乘机而动。当机体抵抗力低下时，随唾液或食物返回骨内兴风作浪，导致胃病复发；二是牙齿经常患感染的人，日后发展为心脏病的几率比正常人增高。其原因在于：口腔中的细菌由此进入血液循环，导致了血液中毒，加重心脏负担。反复、长期的心脏负担，最终会导致心脏病。

由此可见，从长寿养生的角度讲，老年人保护牙齿，不仅有益于牙齿本身，而且也是延年益寿的关键之一。

30. 有满足感的男性长寿

“充满信心地面对人生，积极主动地面对生活”，这句话，听起来好像是陈词滥调。但是，根据芬兰研究人员的研究成果显示，有满足感的男性长寿。

在对芬兰 22000 多名成年人的研究中，调查者发现，那些对生活满意程度较高的男性，在 20 年后仍然存活的可能性较高。不过，女性在生活满意程度和死亡率之间没有关联。

该研究的负责人认为，女性处理悲痛及不满情绪的能力比男性强。例如：不满意的男性会通过酗酒、吸烟来应付他们的不良情绪，而女性可以和朋友谈心或者寻求专业人士的帮助。

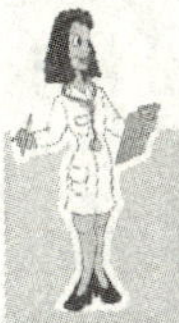

健康小贴士

生活满足感，则是指一种生活安宁的感觉，包括人们生活中的兴趣以及幸福和孤独的感受。

研究显示，对生活不满意的男性，由于各种原因死亡的可能性，比那些满意的男性要高两倍以上，并且因病而死的可能性在 3 倍以上。酗酒男性死亡的危险甚至更高。结婚、运动、高社会阶层、不抽烟、适量饮酒，可使这一危险减小。但是，生活满足感与长寿的相互关联仍然存在。

研究人员提出：“那些不太能与别人产生稳定亲密关系或者维持生计的男性，他们处理不满情绪的能力较差。但我们还不清楚这些人是否已经有了危险的保健行为，或者他们在以后的生活中会有这些行为。”研究者还发，男性总体的满足程度不及女性，并且男性更有可能抽烟、饮酒。

研究人员强调了生活满足感的重要性，尤其对男性而言。研究人员认为：“人不应该只是赚钱以及保持身体健康，也应该考虑到心理健康。

31. 体弱多病者易长寿

一个多病之人，因为经常受到小毛病的骚扰，才迫使内分泌不断发挥它的调整和平衡作用，不让人体出现大病变，以期达到“小病不断，大病不患”的效果。一个身体强壮的人，体内的内分泌素，长期派不上用场，处于“待业”状态，这就是“用进废退”的事物共性。所以，健康人突然犯病，体内的内分泌素起不到“迅速出击，镇压叛乱”的作用。

在百岁老寿星中，体弱多病者长寿的原因概括起来主要有以下几方面：

（1）善于休养。一是病弱者能够正视现实，自知有病，能珍惜和保养自己多灾多难的身体，积极学习科学养生知识，注意休息养生；二是注意健康锻炼。如散步、打太极拳、打门球等；三是注意饮食调养，不暴饮暴食。就饮食而言，也没有“本钱”去放纵，对糖、烟、酒、脂、盐这类的食品，斟酌再三，择优选用。日复一日，调养得当，体弱者最终能以持之以恒的“韧劲”摘取食疗成果。

（2）尽力而为。病弱者都懂得“巧者有余，拙者不足”的道理，善于以“巧”取胜。大凡病弱者不与强壮者比输赢，不争强好胜，不做力不从心的事，不生无聊小事的气，能做到活得从容、不急不躁、心理稳定。这样，机体的能量代谢便相对缓慢，为长寿节约了可贵的能源，使有限的生命得以“细水长流”。

（3）随遇而安。体弱者生病难免，一旦生病，他们有明智选择，能做到随遇而安。其实，生病也有两重性：一方面对身体有害；另一方面会产生对机体有利的免疫力，能使人体免疫系统产生较多的干扰素。干扰素是防癌抗癌的重要物质，可以激活某些免疫细胞，使之对癌细胞处于“戒备状态”。同理，带病的机体在抗击其他疾病时，积累了许多“斗争经验”，不但有利于在突发疾病因子袭来之时，立即做出反应，而且可减少意外发生。

体弱而长寿者，大多蕴含求生欲望所赋予的一种本能。他们对生活比较知足，很少与别人比“有什么”、“穿什么”、“吃什么”；对钱财往往是量力而行，从不做那些力不从心的事；与人相处也比较随和友善，从不争强好胜。他们对于养生之道及好习惯，能坚持几十年如一日，并常读一些养生祛病的书报，摸索出一套适合自我调治的保健措施。因此，虽说他们体弱多病，但是大病、暴病及意外事故伤亡的机会少，体内的能量消耗也相对减少，这就为长寿赢得了许多有利的因素。

再者，体弱者一般多属中医认为的气虚体质之人，有些人容易患感冒，正是因为感冒而让这些人因祸得福。现代医学研究发现，患感冒后，犹如打了防疫针，体内会产生一定数量的干扰素。干扰素不仅能增强人体的免疫功能，还能激活某些免疫细胞杀灭和抑制处于萌芽状态的癌细胞的作用。

然而，一些身强力壮者，与体弱者的生活习惯及心理状态正好相反。他们盲目认为自己身体好，自以为生活不规律、饮食无节制、熬夜都无所谓，而且争强好胜，攀比心强，常追浪赶潮。因此，身体一旦垮下来，不是得大病，就是得暴病，到头来自食苦果，悔之晚矣！

体弱多病但长寿，且大有作为的例子有很多。如俄国伟大作家托尔斯泰曾说：“不要对我说起从未生过病的人，那是可怕的。人在一生中难免会生病，处在健康两边的是生与死。疾病能损害健康，夺去人的生命；而战胜疾病，又能使人增加抵抗力，获得一些保健经验，从而延年益寿。”托尔斯泰是这样说的，更是这样做的，因而他一生虽多次患病，仍活到 82 岁高龄。

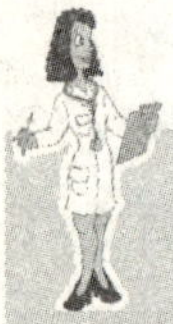

健康小贴士

自我养生是维护健康，保持旺盛生命力最有效的方式。生活中，精神与信念支撑着人生，只要体弱多病者不悲观，身强力壮者不“自残”，那么，就可以与健康同行。

32. 容易“遗忘”的人能长寿

忘掉年龄，保持旺盛活力。人的生理年龄是客观的，但心理年龄则不同，它反映了人的精神状态。有人刚过花甲之年，就不断暗示自己老了。这种消极心理是健康长寿的大敌。俗话说：“人不思老，老将不至。”

忘掉怨恨，宽容对事对人。一个人种下怨恨的种子，就想报复，甚至千方百计琢磨报复的方法、时机，使一生不得安宁。忘掉怨恨，心平气和，对长寿大有裨益。

忘掉悲痛，从伤心中解脱出来。亲友遇到天灾人祸或死亡，常使人沉浸在悲痛之中不能自拔，时间长了有损身心健康。因而遇到这类事时应想开一些，尽快从中解脱出来。

忘掉悲痛，想得开，活得快活。人在生气时，血压容易升高，心跳加快，气血瘀滞，甚至因气愤而死亡。其实因一时之气而致病死又有何益呢?

忘掉忧愁，减少疾病缠身。现代医学认为忧愁是抑郁症的主要根源。一生多愁善感会导致多种疾病缠身，甚至让病魔夺去生命。

忘掉悔恨，过去的就让它快点过去。令人后悔的事已随岁月流逝而为历史，总去想追悔莫及的事情，日久，只能伤心伤神，不利于健康长寿。

忘掉疾病，减轻精神压力。人被疾病困扰时，总想身上的病，甚至担心日子不多了，毫无益处。因为过分专注于病，会使人精神压力加大，免疫力下降，使疾病加重。得了病，应泰然处之，从精神上战胜疾病。

忘掉名利，活得更加潇洒。名利是许多人一生追逐的目标。老年人只有忘掉名利，知足常乐，才能健康长寿。

33. 好人多长寿

人们常说，好人一生平安。这不仅是对与人为善者的一句安慰话，而且是有其科学道理的。

善良是养生的要素。古今中外养生学家都把“乐善好施”视为养生的灵魂。我国明代医学家张景岳云：“欲寿，唯其乐；欲乐，莫过于善。”有关研究表明，长寿者多是敦厚、善良、豁达之人。社会心理学家认为，一个人心中充满善意、多行善事，视他人为朋友，乐于助人，使他人摆脱困境，心中必然会涌起欣慰之感；一个人坚信自己活在世上于他人有益，甚至是他人的生活支柱，这就会成为自己的一种精神力量。这种欣慰之感和精神力量，不仅是自我完善的催化剂，更是养生的营养素。因为欣慰使人精神愉快，而一个经常处于愉快心境之中的人其免疫力高，抗病力强，就不容易生病。

相反，缺少道德修养的人，特别是套上名利枷锁的人，遇事总是计较个人得失，既要算计别人，又要防备别人的暗算，长期处于愤怒、沮丧、紧张状态之中，大脑神经始终不得安宁。在这种不良情绪影响下，人体各系统功能必然失调，免疫力自然下降，各种疾病便趁虚而入。缺少道德修养的人，极易与人发生争端，怨天尤人，常因一点小事而使矛盾激化，难以摆脱心理困境，这对心身健康十分不利。

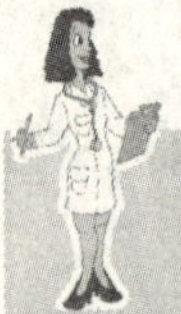

健康小贴士

孔子曰："大德必得其寿。"医学家孙思邈认为："德行不克，纵服玉液金丹未能延寿。"足见养生须先养德，养德有益于健康长寿。

因此，我们应加强道德修养，做一个忠诚、仁慈、善良、正直的人。具有这种高尚情操的人，于国、于人、于己皆无愧疚，方能堂堂正正，安然处世，心理宁静，灾病不生，从而福寿长存，真正成为世界卫生组织提出的"身体上、精神上和社会适应能力皆完美"的健康者。

34. 朋友多的人易长寿

长期以来，社会心理学家相信，一个心理健康的人常常拥有比较多的朋友。

最近，澳大利亚科学家发现，拥有较多朋友的人，不仅他们的心理比那些朋友少的人健康，他们的寿命也比朋友少的人长。对于老年人的长寿来说，拥有较多的朋友要比经常得到亲人或子女的关心更为重要。这一研究首次显示了朋友多少与老年人寿命延长的数量的相关性。

基于这一发现，科学家建议老年人，应该积极广交朋友，参与社会活动，经常与亲人团聚，保持心身健康，这样才能达到延年益寿的目的。

35. 积极进取的人多长寿

进取心理具有防病作用。无论哪一种疾病，都与心理因素有联系。人体生理和防卫功能的完整，需依靠中枢神经、内分泌和免疫这三个方面的联系和作用。不良心理因素可以通过它们转化为病理过程：抑郁、强迫性倾向，要引起消化腺分泌失调而易患溃疡病；易怒、情绪不稳定，可使交感神经兴奋而导致小动脉痉挛，久而久之可引起免疫功能降低，这是癌症发病的重要诱因之一。进取心理是人的精神支柱，是抵御一切不良情绪的基础。进取者无论何时何地都能心情坦然，这是保持各器官功能正常、防止各种疾病的前提。

进取心理具有健身作用。进取者对知识学而不厌，对工作乐此不疲，全身各系统功能能得以充分调动和发挥。他们在工作和学习中，能自然抒发自己的思想感情，排除各种杂念，陶冶情操，保持心理健康，也必然会使机体更健康，延缓其衰老。

进取心理具有治疗作用。进取者为了实现一定的奋斗目标，会千方百计地保证自己健康，顽强地和疾病作斗争，往往比患同样病的其他人康复迅速、治愈率高。据《新英格兰医学杂志》报道，将257名男性心脏病患者分成进取心强的A类和进取心弱的B类两组进行对比，在心脏病发作24小时后，A类的死亡率比B类低10%，其原因是A类患者在出现心脏病症状后，能较快地找到有效的治疗方法。

医学研究专家最近指出，事业成功的快乐和潜心事业的良好心理状态以及由此引起的机体适应能力的提高，是人类健康长寿的一个新重要因素。因此，专家奉劝人们（特别是中老年人），不要成天为自己的事患得患失，忧心忡忡，心情压抑，这样必然损害健康，未老先衰，难登仁寿之堂；而只有积极进取，勤于学习，勤于思索，勇于为社会作出贡献的人，才能活得洒脱、开朗、豁达，始终保持良好心态，养浩然之气，赢得健康与长寿。

36. 有自信的人长寿

近年来，随着医学科学的进展，发现精神因素对健康长寿关系甚大，其中很重要的一点就是人对生命力要有自信心。

科学研究表明人的内在潜能很大，虽然老年人多少有些疾病，但只要通过适当的治疗，保持精神乐观，许多病是可以康复的。即使目前无法彻底治愈的疾病，只要患者有自信心完全可以做到带病延年。相反，悲观失望的情绪和担惊受怕的心理以及急于治愈的愿望，其产生虽在情理之中，然而对疾病和康复却毫无帮助。俗话说："三分药，七分养"。正确的治疗有赖于医生，机体的康复还靠自己。

从医学角度来看，焦虑、悲观、急躁等不良情绪可影响机体的神经-内分泌-免疫系统，使之功能低下或紊乱，这样就不利于疾病的转愈。故只有充满自信，以顽强的意志和毅力去战胜疾病，保持精神愉快、性格开朗、泰然处之，才能调动机体内在的抗病力量，达到扶正祛邪之目的。实验表明，处于同一生长环境的动物，予以温和适宜的刺激，如伴放轻音乐，抚摸，亲昵等要比无人关心的动物活得长久。自信来自于知识，乐观需要人劝慰。马克思说过："一种美好的心情比千付良药更能解除生理上的疲备和痛楚"。

有人从心理学角度研究癌症病人的死因，发现多数是吓死，饿死和乱用药毒死的。而一些癌症治愈的病人，大多是没有什么精神负担，能正确对待疾病。国外流行的生物信息反馈疗法已经证实，用充满信心的去勾画出一幅众多的白血球吞噬癌细胞的图象，让人入静后抽血化验发现白血球大幅度上升；相反，患者心猿意马，惊恐不安则白血球就下降。这表明战胜顽疾的力量在于自身，唯有乐观、自信才能健康长寿。

37. 心跳慢的人易长寿

现代医学研究得出新的结论：心跳慢者寿命长。

影响人体寿命的主要原因是心脏的衰老。假如某人的心脏平均每分钟搏动 70 次，以 70 岁计算，人的一生心脏要跳动 25 亿次。如果体温下降，每分钟心脏的跳动减少到 60 次，就可延长心脏的寿命（一生总搏动次不变的情况下）。目前，人为降低体温是难以做到的，但是经常保持冷静头脑，不烦躁，不发火，会使体温相对地下降，心脏搏动相对稳定，这对于长寿是十分有益的。

普拉蒂说，这一现象的原因并不难解释，降低心跳速度，可减少心肌的耗氧量，这等于减轻了心脏的"工作量"。因此，像心绞痛、心肌梗死、高血压、心律不齐等多种心脏病，均可通过减慢心跳速度的办法治疗。普拉蒂还提到，正常人长期增加体力活动即可减慢心速。比如，每天用 1 小时左右步行 4 公里，可使迷走神经得到刺激，从而可减慢心跳速度。病人则可通过服用药来减慢心率。

38. 矮个子比高个子寿命长

现如今高个子人越来越多，一些个子矮的人会产生自卑心理。其实，矮个子人不要悲观，实践证明，矮子个有相当大的优势，那就是健康长寿。因为身材矮小，比较轻巧灵便，心脏负担小，所以，患心血管病和胃病的概率明显低于高个子。我国南方 90 岁以上的老人，身高一般都在 158～163 厘米之间。调查资料显示，女人比男人长寿，不是性别关系，而是女人比男人矮。身高比丈夫矮 15 厘米的妇女，至少要比丈夫长寿 6 年。有专家认为，身高 159～162 厘米的人，寿命最长。外国科学家得出一个结论，认为现代生活最适宜的身高男性为 165～168 厘米，女子为 159～162 厘米。

男子身材高大魁梧，似乎是健康的象征，然而从国内外一些统计资料来看，身材高大者未必长寿，长寿者通常是那些身材低于或等于人类平均身高的人。

寿星还是矮个子多。美国科学家调查了已故的 750 名男士，其中包括总统、运动员、科学家、文学家、艺术家等，分析身高与寿命的关系。他们以 1.73 米为被调查者身材高矮的分界线，发现各组矮个子都比高个子长寿，平均寿命长 9～10 年。

美国身高在 1.82 米以上的篮球运动员，平均寿命 64.6 岁，而身高在此标准以下的田径运动员，平均寿命为 73.6 岁。身高在 1.73 米以下的拳击运动员，比身高 1.83 米以上的同行平均寿命长 7 年。身高 1.73 米以下的垒球运动员，比身高 1.88 米以上的同行平均寿命长 12 年。

德国有位教授对数百名百岁以上的老人进行调查，结果显示：165 名男寿星平均身高为 1.67 米，410 名女寿星的平均身高为 1.57

米。美国有位心脏病专家调查了 91 位巴基斯坦长寿老人，发现他们的平均身高为 1.60 米，均为矮小身材。日本有个长寿村，80 岁以上老寿星身高在 1.50～1.60 米之间。

矮个子比高个子长寿的原因。科学家发现，机体的基础代谢与身高成正比。身高每增加 5%，体表面积应相应地增加 10%，而身体则需要多消耗 20% 的能量。

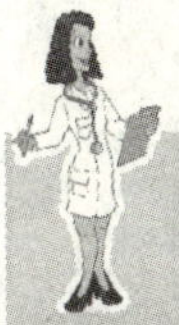

健康小贴士

身材高大者为了维持生存，就需摄入更多可提供能量的食物，吸收更多的水分和氧气，从而增加了机体各器官的负担。矮个子体表面积相对较少，日常能量消耗少，所需营养物质相应减少，身体耐受力较强。这就如同一座建筑物，楼层越少，地基所承受的负担就越轻，所需的建筑材料就越少。

另一方面，高个子的身体各器官之间相距较远，不利于调节，各系统、器官之间容易失去平衡。身材过高可造成四肢供血困难，加重心脏负担。高个子的动作协调性相对较差，身材不够灵活。矮个子身体各器官之间排列较紧凑，有助于提高神经和内分泌系统的调节功能，能够更好地完成人体血液循环、呼吸、消化吸收、排泄、新陈代谢等。同时，矮个子身体较为灵活。

瘦小老人一般都思维敏捷，精神矍铄，有惊人的反应能力和抗病能力。据调查，在高血压、冠心病和糖尿病等患者中，瘦点儿的老人发病率明显低于肥胖者。可见，老人的体型特征与长寿是有关系的。

妇女平均寿命高于男子，与女性身材通常比男性矮小有一定关系。

第二章
运动与长寿

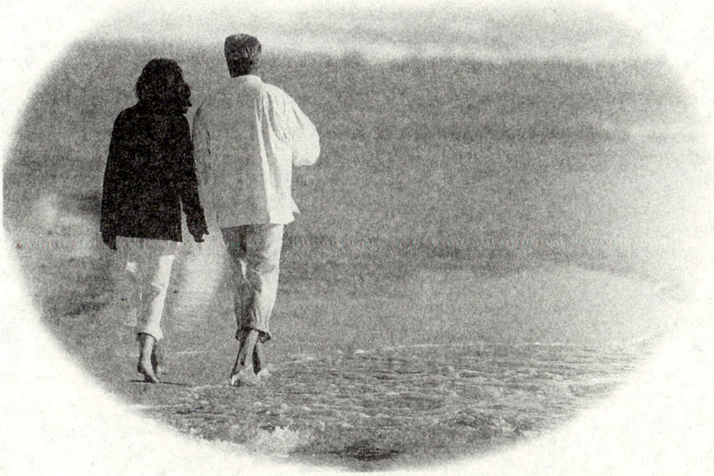

1. 习武能健康长寿吗

很多人认为，练武术能增强体质，磨炼意志，消除疾病，甚至可以延年益寿。其实，武术既能健身也能伤身。搞武术的人，不论寒、热、雨、雪，整天挥汗不止，人成天在风中吹，太阳下晒，武术动作又危险激烈。过度锻炼对人体的骨骼、关节、肌肉系统以及内脏器官产生不利影响。搞武术不是好的长寿办法，要想长寿不一定非得练武术。

2. 老年人怎样寓锻炼身体于日常生活之中

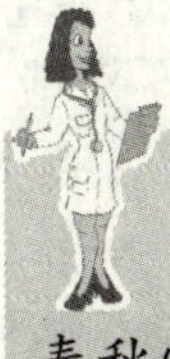

健康小贴士

健康老人锻炼身体，常年中如能做到“夏游泳，冬慢跑，春秋常登山，天天做体操”，则最为理想。年老体弱者，如能经常练练太极拳，打打八段锦，做做气功，亦大为有益。如能将身体锻炼与日常生活有机地结合，寓锻炼于日常生活之中，实为一举多得，有利于延年益寿。

早晨睡醒后，起身前，先伸一个懒腰，可以舒展一下全身关节和筋骨。然后，叩牙30次~40次（上下牙相叩），可以健齿。转睛（旋转眼珠）10次~20次，可以明目。搓捏耳朵10次~20次，有利于调节各器官功能。因人体各个器官都有相应的穴位投影在耳壳上，它影响着全身的健康。胃肠不好，可以重捏耳壳的中部；眼睛不好，可以重捏耳垂；搓按耳壳后的降压沟，可以降血压。最后两手掌分别按住两耳门，用食指叩中指弹击后脑咚咚作声，每8次~9次后松开一次，如此做3~4遍，可以健脑，兼益听觉。

洗脸最好能用冷水，可以从夏季开始锻炼，用两手搓擦面部10次~20次，使皮肤发红，可以焕发精神。然后用手指按摩风府穴（在枕骨中下方），风池穴（在风府两则处），各10次~20次，防治感冒有奇效。

参加家庭卫生劳动，如扫地、拖地板，可以练腰，兼可练臂。

上市场买菜，既可练走，也可练跑，可以活动全身，如遇排队购物，可从做站式“转腰功”，活动腰腹。做法是站着不移动，腰腹做环形转动，左右反复行之。

家住楼房，可以利用爬楼梯来锻炼。速度宜逐渐减慢。到家以后，不能马上停止不动，须再慢走10步~20步，原地踏步亦可。

出远门，如会骑自行车，可以骑车锻炼。上坡时，可以下来推车步行，也可以骑与走交替进行。人少时略骑快些，人多时骑慢些，总之不宜过快。因年龄较大、反应较慢，骑快时如遇意外，不易应付。骑自行车的锻炼价值，不亚于慢跑与步行。

阅读或看电视坐久了，要活动活动腰腹。可以做坐式转腰功，又叫“晃海”。做法是手扶膝盖，下肢不动，躯干转30周~40周，反复行之，然后起身稍作行动。如系晚饭之后，须加做“摩腹功”，用手掌按摩腹部20次~30次，可以助消化。

晚间临睡觉前洗脚后，用手摩擦脚心涌泉穴，左右脚各30次~40次，可以安神，有利睡眠。

上床后，可做“提肛功”，有意识地收缩和放松肛门括约肌20次~30次，可以防治痔疮。

假日可能和家人远足郊游，浴日光，呼吸新鲜空气，身心两利。最好能常爬山，对防止慢性病如老慢支、心脏病都有裨益。

3.“动静乐寿、形神兼养”有什么意义

我国古代儒家，结合“导引”术，提出以动功、外功、静功、内功的强身保健手法，被人们采纳运用，已流传几千年。儒家的这一哲理认为“静以养神、动以养形、动静结合、形神兼养。”这一认识是很符合现代的科学观点的。要得到养生长寿，必须身心两方面都得到锻炼。18世纪有一位著名医生指出：“世界上没有一个懒人能达到高龄，所有达到高龄的人，都过着非常积极的生活方式。”

古代学者陆游、颜习斋都主张，“养生莫善于习动”，认为“一身动，一身轻。”实际就是运动促进人体新陈代谢，运动后觉得身心愉快，精神焕发，仿佛年轻了许多。这个道理已被许多人认识掌握，并付诸实践。如慢跑、打太极拳、游泳等，是防止衰老的重要途径。根据统计，长年坚持太极拳的老人，体能衰老能延缓5年~10年。

4. 老年行动谨慎为什么有利长寿

老年人身体机能渐衰，行动宜谨慎小心不可妄自劳伤。孙思邈

认为，“养性之道，莫久行、久立、久坐、久卧、久视、久听，盖以久枕伤血、久卧伤气、久立伤骨、久坐伤肉、久行伤筋也。”因而主张，“不欲其劳，不欲其逸”，而应当劳逸适度。

老年人不宜久坐，坐的时间长了，应当站起来活动一下肢体，以促进肢体末端的血液循环。坐的姿势也应当讲究些，“坐如钟”是有一定道理的。坐的姿势不端正，弯腰低头或东倒西歪，都会影响呼吸和心脏向头部的供血，并容易造成脑缺血、缺氧，时间长了会引起疲倦、头昏。

老年人也不宜久立，站的时间长了，应当变换一下肢体的位置，防止血液在下肢蓄积，引起头部缺血，产生眩晕。

5. 跳舞有益于健康长寿

交谊舞给人以美的享受，能消除工作后疲劳，调节人的精神状态，消除沉闷的心情。优美的舞步伴随乐曲的节拍，使呼吸和动作协调一致，能促进人体的新陈代谢，改善心血管功能，使人体各部位的肌肉、关节能保持重心的平稳。

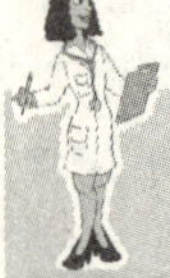

健康小贴士

老年人退休后，生活方式和环境发生了变化，心理也会因之发生变化，智力逐步下降，因此，应经常从事一些活动。参加交谊舞，不仅在生活上增加情趣，给老人带来心理上的安慰，同时，还能消耗过剩的脂肪，保持大脑皮质活动功能旺盛，预防早老性痴呆等。

6. 适量运动的人长寿

人的心脏功能强弱，关系到寿命长短。爱运动的人，心脏功能强，能把身体老化现象降低到最小限度。一般来说，心跳快慢和寿命的长短成反比，心跳慢的人，寿命长，心跳快的人寿命短。体育运动能使心肌得到锻炼，排血量增多，心脏跳动比较缓慢，这是爱好运动的人长寿的原因之一。

运动除可增强心脏的功能外，还可改善呼吸功能，有利于人体维持旺盛精力，推迟身体的老化过程；能使肌肉发达，使骨骼的弹性和韧性增加，延缓骨的老化过程；能强健消化系统，加速血液循环，提高肝脏、胰腺的功能；能改善神经系统的功能，使整个机体代谢增强。由此可见，经常运动，是延年益寿的根本途径。

7. 饭后散步有益于健康长寿

“饭后百步走，活到九十九”是有科学道理的。

有人饭后不动或饭后一觉，以此为养身之道，其实，这样做有害于身体健康。饭后胃里容纳的不少食物，依靠胃的蠕动进入十二指肠和小肠，并对食物不断地消化和吸收。饭后坐着休息，会使胃肠有压迫感，不利于胃肠消化吸收。饭后入睡更为不好，因为当人入睡时，人的基础代谢减慢，胃肠消化液和酶分泌量也相应减少，久而久之会造成胃肠道疾病或导致肥胖。如果饭后散步，既克服了上述不适现象也使精神悠闲愉快，对胃肠消化也有益。长期下去，就可以减少胃肠疾病。所以说，饭后百步走，有益于健康长寿。

8. 快步走能使人长寿

香港《明报》报道，根据最新资料证实，用轻快的速度走路，对于促进心血管系统的活动能力、提高呼吸肌的功能、降低血液中胆固醇的含量、避免高血压症的发生都有良好的作用。

日本东京学艺大学保健体育学院的教授波多野认为，要想预防疾病，达到体态健美，必须做到每分钟消耗能量达 35 卡以上的运动，而比较快的速度走路，则是达到健美的起码条件。日本学者在探索日本长寿村人长寿的奥秘时，发现他们都有长期步行的特点。

快速步行与平时走路稍有不同，快速步行在速度、持续时间以及步频上都有一定的要求。时间一般要持续在半小时左右，速度一般在每分钟 120 步为宜。快速步行时，要求身体略向前倾斜，双臂自然下垂，协调地前后摆动于身体两侧，全身重量着力于脚掌前部，步态要均匀，沉稳而有节奏，着地重力要一致。各人应根据自己的情况量力而行，天长日久，是健康长寿之良药。

9. 走路能健康长寿

古往今来，曾有多少伟人、学者以走路作为保健延寿的良方。古人走路多是游历名山大川，既锻炼体魄，又陶冶性情，还可赏玩大自然的风光。大诗人李白、大文豪苏轼都喜爱这种运动形式。如李白《庐山遥寄卢侍御虚舟》诗中写道："手持绿玉杖，朝别黄鹤楼。五岳寻仙不辞远，一生好入名山游。"这对一般人是难以办到的，但平时坚持散步却非难事。当今的领袖人物也多以散步方法锻炼身体。朱德同志直到80多岁时仍坚持每天步行3次，每次走1.5公里。徐特立老前辈年近九旬还坚持日行500步。他们都享高寿，可见走路对他们的健康长寿起到了积极作用。近人编的《十叟长寿歌》中有："安步当车久"一句，其中的"久"字表示要长期坚持走路，天天不断，持之以恒；也只有这样坚持下去寿命才能长久。

走路为什么会起到健体强身的作用呢？因为行走时，身体大部分骨骼、肌肉、韧带、神经和血管都参与了活动。因此，有学者指出，走路对人体的内脏、代谢、大脑都有良好的刺激作用。

10. 步行的奥秘在哪里

步行是人们保持身心健康的最好方法之一。步行锻炼比跑步锻炼要安全得多，尤其对老年人来说更为适宜。首先，步行不会过分地拉紧肌肉，而且能施加给骨骼和各个关节的压力也小得多。步行锻炼何时何地都可以进行，而不需要任何体育机械。步行时要做到肌肉放松，不要过分拉伸各个关节，以免造成肌肉过度紧张。步行要以自然行走的方式进行，抬起头来，正视前方，腰板要挺直。而且，十分重要的一点是要尽量一条直线行走，行走过程中肘关节要尽量自然弯曲，每往前迈进一步双臂要前后自然摆动。这样的锻炼可以消除疲劳，使精力充沛，还可解除人们的思想烦恼，有益于人的身体健康。

11. 打太极拳为什么能抗衰益寿

太极拳集中了我国传统的保健体操之精华，架式平稳，动作舒展，没有忽起忽落和激烈腾跃运动，适于中、老年人锻炼身体之用。越来越多的医学工作者认为它是一种抗老延年的理想健身法。我国专家对坚持练拳者进行了调查，发现有以下功效：

能增强体质，延缓体态的衰老。就一般而言，人到20岁时，体力达到最高峰，到50岁时，维持一定水平，50岁以后逐渐衰减。可是练太极拳的人，比不练拳的人体力衰减时间推迟约15年左右，专家们观察到，练拳老人的握力比不练拳者大32.8%。这说明练拳可延缓肌力衰退。直腿弯腰时手指或手掌能摸到地面的练拳老人占77%，而不练拳者只占25%。这说明练拳能减少或推迟骨骼与韧带的硬化及钙化，保持关节的灵活。

可改善心、肺、消化功能，增强新陈代谢。心脏、肺和胃肠是人体内三大重要器官，它们功能的强弱直接影响人的健康和寿命。国外医学研究表明，胃肠道分泌各种消化酶，60岁时比青年时期下降20%～30%；在30秒内蹲起20次后，血压和脉搏的改变能在3分钟内恢复正常的，练拳人有87.5%～90%，而不练拳者仅有22.4%。

提高肌体抵抗力。练拳可治疗慢性疾病，如高血压，高血脂、动脉硬化、糖尿病、肺结核、慢性支气管炎等，有效率达90%以上，其中尤以对心血管病疗效最为明显。练拳前患心血管的占75%，练拳后全部患者的临床症状均有改善，其中显著者为64%。由此可见，打太极拳是延年益寿的良方。

12. 老年人怎样掌握运动量的大小

步行。只要下肢活动不受影响的老人都适宜。但作为身体锻炼，速度不能太慢。如果每天步行1.5～2小时，机体的新陈代谢能力约提高50%。一般来说，步行速度以每小时3000米～4000米（即每分钟50～70步）为小运动量。开始锻炼的老年人或有轻度老年病的人，宜从小运动量开始。每小时走5000米为中等运动量，这时脉搏可增至100次～110次/分，每小时走6000米或以上时，属大运动量，心跳可以达110次～120次/分。对一个60岁以上的健康老年人来说，步行速度力求达到每分钟100步，每次步行量在1000步以上，而一天的运动量在6000步以上，这样的运动量可以达到健身的目的。

慢跑。慢跑又叫健身跑，对提高心血管系统的功能，预防冠心病，动脉硬化都有良好的效果。老年人开始跑步，速度要慢，距离要短，每增加一级运动量更要先适应一两天时间。锻炼可以从每分钟50米开始，跑与走交替，以步行代替休息；时间可从10分钟逐渐延长至20～30分钟。慢跑时可以结伴交谈，以保持机体有足够的氧供应，也避免老年人锻炼时感到单调，枯燥，这样容易坚持。慢跑过程中要注意身体反应，每分钟脉搏次数维持在170减年龄的范围内。

其他如游泳、气功、太极拳等运动量的掌握，也应考虑到自我感觉和最高心率。

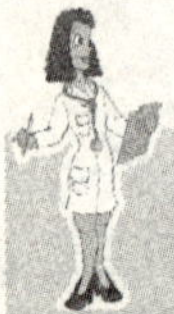

健康小贴士

老年人参加体育锻炼有没有危险性？据一个统计资料认为，在8000人中会有一个人可能出问题。这种发生率是比较低的。有的人在马路上走路、骑车也可能发生危险。但是，绝大多数老年人得到了锻炼，获得了效益。老年人锻炼要讲究科学性。

锻炼前要作全面的身体检查，了解健康状况，以便合理地选择运动项目和确定适宜的运动量，医生可根据此开出运动处方。

要循序渐进。开始锻炼时运动量要小，适应后再逐渐增加，每增加一级负荷都要有适应锻炼。特别是在锻炼中增加强度更要慎重。

锻炼者本人应充分了解自己的脉搏、血压和健康情况，并有详细记录，便于进行自我医疗监督。

锻炼要认真，要持之以恒，要培养兴趣。练功、打太极拳要全神贯注。

生活作息要有规律，要按时锻炼。准备活动和整理活动都要认真做。

运动中要有间歇。慢跑时也可以彼此聊天，使锻炼气氛轻松活泼，锻炼后要感到精神愉快，心情舒畅，第二天不感到疲劳。

尽量不在硬马路上跑。饭后锻炼至少间隔1.5小时，跑后不要马上大量饮水。冬天要注意保暖。

老年人不宜做引体向上，俯卧撑，举杠铃等有憋气动作的运动。倒立也要避免。

遇有疾病或过累时要暂停锻炼及时进行治疗。所以应定期检查身体，有病早治。

13. 黄昏和睡前锻炼有益健康长寿

黄昏是最适宜从事体育运动的时间。据美国俄克拉荷马州立大学健康中心的医学保健专家研究的资料证明，在早上进行体育锻炼，血压和心率上升以及加速度均较大，对很多人来说，都会产生超负荷情况，直接影响运动的成果及身体的健康。而在黄昏这段时间，体力和机体反应的敏感度及适应能力均达到最高峰，同时，心跳频率亦以此段时间为最平稳及偏低。此时从事各类运动所引致的心跳速度及血压上升的幅度较低，这对健康是有利的。而且睡前活动身体能使人体处于较好的充氧状态，不仅睡得香，而且恢复白天疲劳的速度也大大加快，有益于身体健康和防止衰老。

第三章
睡眠与长寿

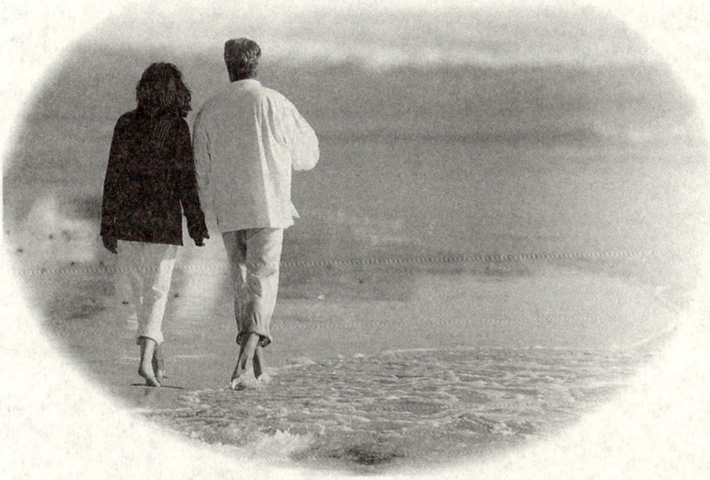

1. 人为什么要睡眠

人的生存，离不开能量。维持体温要热能，肌肉收缩要机械能，神经冲动的传导要电能等等。这些能是通过体内的新陈代谢将食物中所含的化学能转化而来。白天，人们劳动、学习都要消耗能量。睡眠时体内的各种生理活动减弱，绝大多数器官处于代谢低、活动少的状态，多数肌肉松弛，心跳呼吸慢，胃肠道分泌少，因而全身的能量消耗大为减少。体内合成代谢超过分解代谢，各种组织所消耗的能量得以补充，为第二天的活动储备了能量。据实验，人一个月或更长时间不吃东西可以不死，但 10 天 ~ 14 天不睡觉就活不了。可见，睡眠是生命所必需，是健康长寿所不能缺少的。睡眠是保证充沛精力去从事劳动、工作、学习的重要保证。

2. 老年人睡眠与长寿有什么关系

有这样一些关于保健常识的谚语流传于世，如“会吃不如会睡”，“吃人参不如睡五更”等。这说明充足、良好的睡眠对人体健康的作用是饮食、进补所无法代替的。睡眠占用了人生三分之一的时间，使其余三分之二时间里的学习、工作和生活正常进行。但是就睡眠而言，质比量更重要。实践和医学理论都证明，还存在着如何提高睡眠质量的问题，即如何增强睡眠时间的有效性。尤其是老年人，由于体力衰弱，大脑调节机能减退，易于疲倦，因此提高睡眠——大脑皮层的一种积极的保护性抑制活动的效益便更为重要。而不少老年人又往往存在入睡困难、失眠、“一夜十醒”、早睡、整天昏昏欲睡等睡眠不良而引起的现象。如何提高老年人的睡眠质量，以下问题应引起注意。

（1）睡眠环境。卧室安静，干净卫生，空气清新对良好的睡眠是十分必要的。特别是卧室应每天通风，不仅可以排出异味和有害废气，而且可以排出墙壁、地面、建筑材料中残留的放射性物质，这一点常为人们所忽视。人入睡后，对环境气温变化的适应能力降低，特别是老年人，容易受风邪侵袭而致病；对灯则因光亮刺激使人心神不宁，易醒易惊梦。至于老人是独眠一室以求安静，还是家人伴睡，以求安全和照顾为宜？这应以个人习惯及家居条件、病情来定。不过即使是独居一室，也不可在内锁门，以防不测。

（2）睡觉情绪准备。就寝前保持心境平和，精神松弛对入睡也很重要。情绪过激、愤怒等会引起气血紊乱。而且睡觉忧虑等不良情绪还会引起肌肉紧张，造成大脑皮层的兴奋不止，使人不能入睡，对身体损害比白天更大。俗话说，先睡心、后睡眠。情绪安宁，肌肉放松，才能入眠。另外，睡下后不要聊天。睡下说话，还会使人精神兴奋，思想活跃，难以成眠。还应注意不可养成睡前进食的习惯。如有条件，睡觉前洗个温水浴，搓搓脚心（涌泉穴），自能获益不浅。

（3）睡位。国外有些科学家提出，由于地球本身是一个分南北极的大磁场，所以人的睡位与磁场方向（也就是身体与磁场线）之间存在着一定的作用关系。地球磁场会影响人的睡眠深度。通常认为，头北脚南的人要比采取其他方式的人睡得更沉。但国内老年学专家在某医院调查时发现，取头北脚南睡的熟，也容易造成副作用。他们建议老年人的睡位头西脚东。

(4) 睡姿。一般认为，理想的睡姿是侧身屈膝，以使精气不散。应侧向右边，这样，便于心腹部的肝脏血液回流和肠胃的蠕动（其开口方向也是朝向右侧），有利健康和睡眠。但实际上人的睡姿在一夜之内是经常变动的，辗转反侧可达20~60次。有些学者认为，睡眠时辗转翻身有助于大脑皮层的抑制扩散，可提高睡眠效果。看来老年人对睡姿的选择不必特别强调，是右侧，是左侧，完全可各随其便。只是卧式的睡姿，因其明显压迫胸腹，影响呼吸，最好避免；仰卧则体直不舒，肌肉不能放松，且手易搭胸，产生噩梦，也不可取。再则，不可用被掩面而睡，睡时也不可张口。名医孙思邈有言，“夜卧常习闭口”，是保持元气的最好方法。不论白天夜晚，都应养成用鼻呼吸的卫生习惯而不是用口吐纳。

(5) 眠床睡枕。床铺枕头，直接伴随人生三分之一的时间，其重要性不言自明。对老年人来讲，席梦思之类的沙发床太软，侧卧时人的脊柱呈侧向弯曲，且深陷其中，不易翻身，并不舒适。松弛的棕绷床，旧藤床也不理想。当然光板床太硬，对皮枯骨硬的老人也不适宜。较理想的是在木板床或炕上铺厚软垫，所用材料应兼具保暖、吸湿、柔软、有弹性的，如棉花，胶乳海绵等。选用枕头，则首先应注意睡枕高度。枕头高些，可使人情绪安定，就是所谓“高枕无忧”。但高枕使人颈弯曲过度，压迫颈动脉，易引起颈椎痛和咽喉不适，患动脉硬化症的老年人甚至会因此造成病情恶化。一般枕高以一拳至一拳半为好。所选枕芯材料应软硬适中，能适合颈椎的自然弯曲。

(6) 睡眠规律化。起居有常，早睡早起，作息有规律，是延年益寿的基本良方。有人认为，“与日月共阴阳”，我国多数地区最适宜睡眠的时间是晚9点到次晨6点。长期坚持在这段时间里睡眠，就会建立科学的“睡眠动定型”，有利入睡，有利清除疲劳；否则寝息失时，干活无常，破坏人的生命节律，对身体有害。关于睡眠时间的长短，通常认为老年人睡眠时间可少些，每天有五六小时就够了。但有些老年学家却撰文反驳这种观点，认为老人也需要平均8小时的睡眠时间，70岁以上的老人还要睡得更多些。这个问题看来是因人而异的，不可能一概而论。就像中青年人中也有少睡多睡各种习惯不一样，老年人中各人的睡眠需要量也不同。睡眠时间够不够，起床后的自我感觉是最好的判断根据。千万不要因为总忧虑自己睡眠不足精神负担过重而造成人为失眠。对于老人，午睡很有必要。但也应注意不要无事便上床，整天大睡，恋床不起。长此以往，会使人精神不振，加速心理、生理衰老，反而有害了。

3. 老年人生活规律易长寿

我国古代养生家对“起居有常”也极为重视，认为这与健康长寿有密切关系。如《管子》一书中指出：“起居不时，饮食不节，寒暑不适，则形累而寿命损”。《内经》上也有“饮食有节，起居有常，不妄作劳”的记载，并在作息上还具体提出：春季“夜卧早起，广步于庭”；夏季“夜卧早起，无厌于日”；秋季“早卧早起，与鸡俱兴”；冬季“早卧晚起，必待日光”，使人体顺应四时而颐养其气。同时，还对不遵守作息制度者提出告诫：“以妄为常”，“起居无节”，会致人早衰，使人夭寿。

因此，老年人的生活应当像钟摆那样有规律，缓慢持久，从容自在，不可随意拨动自身的“生物钟”。这对于健康长寿，意义重大。孙思邈说过："善摄生者，卧起有四时之早晚，兴居有至和之常制"。这便是起居有常之真谛。

4. 老年人睡眠充足易长寿

老年人爱打瞌睡，说明睡眠是老年人的一种主要休息方式。有人认为，年老睡觉少了，睡眠时间比年轻人短，其实这是一种误解。老年人睡觉轻，易醒，每次睡的时间可能比年轻人少，但每天总的睡眠时间决不可少。一般老年人晚间 9 ~ 10 点入睡，早晨 5 ~ 6 点起床，每天要保证 7 ~ 8 个小时的睡眠。中午饭后应亦安排 1 ~ 2 小时午睡，俗话讲，要睡好子午觉（即时辰中的子时和午时的睡眠），这是有一定道理的。

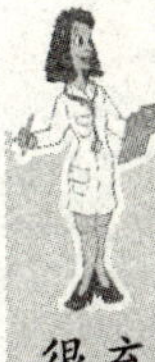

健康小贴士

睡眠同养生的关系也很密切，许多长寿老年人睡眠时间都很充足，有的百岁老人每天要睡 10 多个小时。除了睡眠时间以外，古代养生家还很注意睡眠的方法。

老年人失眠也是神经衰弱的一种表现，对身心健康有损。古人亦有"少寐乃老年人大患"的告诫。长期失眠会加速神经细胞的衰老，死亡，并可导致各器官系统的功能失调和代谢紊乱。因此，积极防治老年人失眠症，也是保证健康长寿所必须的。

老年人在睡眠之前不要饮浓茶、咖啡等刺激性饮料。晚饭宜清淡，不可过饱、过咸，这样，一是减少胃肠的负担；二是可以控制饮水量。因为老年人膀胱壁伸展能力差，贮尿容量小，如果夜间排尿次数过多，势必影响休息。

老年人睡前喝杯牛奶，再以温水泡泡脚，可以有助于入睡。有人习惯睡前做几节保健按摩或气功，也可以很快诱导入睡。失眠者不妨试一试。

当然，老年人也不可一味贪睡，“凡睡至适可而止，则神宁气足，大为有益，多睡则自体软弱，老气昏惰”。中医有“久卧伤气”之说，睡眠过多，无病也会躺出病来。因为人体久卧，会造成新陈代谢下降，营养障碍，气血周流不畅，筋脉不舒，身体亏损、虚弱。因此，老年人在保证有充足睡眠的同时，应当使身体多活动，勤锻炼，如果运动不足也往往是造成老年人失眠的一个重要原因。另外，有慢性病而久卧床榻的老人，也不可整天昏昏然，躺在床上光睡觉，应当尽量活动肢体，变换卧姿，勤翻身，常擦背，预防褥疮，减少损伤。同时，睡眠宜有规律，掌握好一定时间和次数。

5. 老年人怎样睡眠才有益健康

人到了老年，由于大脑皮层的功能不如中青年人活跃，新陈代谢减慢及体力活动大为减少，所需睡眠时间也随之减少，一般一个晚上能睡 5 小时也就够了。老年人半夜易醒，睡眠时间可能短了些，多数可通过白天的休息或瞌睡来补充。

为使老年人睡好，需要一些条件，如保持室内无光，室温适宜，空气流通，环境寂静，被褥舒适等。另外，有规律的生活制度也很重要，按时作息有利于入眠。吃饭对睡觉也有关系，俗话说：“早饭吃饱，午饭吃好，晚饭吃少”，晚饭吃得过饱，不但增加消化器官的负担，而且胃内过饱的感觉是对大脑皮层的刺激，使其兴奋而不宜入眠。茶或咖啡是兴奋剂和利尿剂，睡前几个小时内不宜饮用。另外，睡前应尽量少喝水，否则，夜间小便多会干扰睡眠。睡觉前平心静气地散步二三十分钟，然后用热水泡脚，躺下后不看书报，不考虑问题，使大脑的活动减少，这些都利于较快地进入睡眠。

6. 古人睡眠十忌是什么

饭食有忌宜，睡眠亦有忌宜。睡眠的好坏对于第二天的工作与身体健康有着密切的关系，总结古人睡眠的经验，约有“十忌”。

（1）睡眠不可仰卧。古人说：“睡不厌蹴，觉不厌舒”，睡时宜侧身屈膝，则精力不散，觉时宜舒展活动，则气血流通。如果仰卧，则体直不舒，肌肉不能放松，且手易搭胸，多生噩梦，还影响呼吸与心跳。

（2）睡眠不可忧虑。睡时一定要专心安稳思睡，不可想事，古人说：“先睡心，后睡眼”，是睡好的重要秘诀。如果睡下以后思想日间或过去未来的杂事，甚至忧愁焦虑，不但会失眠，而且对身体的损害会比白天大。

（3）睡前不可恼怒。《素问·举痛论》说：“怒则气上，喜则气缓，悲则气消，恐则气下，思则气结。”凡情志的变化都会引起气血的紊乱，从而导致失眠，甚至疾病。所以睡前非但不可恼怒，亦应防止任何过激的情绪。

（4）睡前不可进食。临睡进食容易增加胃肠负担，既影响入睡，又伤害身体。如睡前感觉饥饿，饮食后宜稍休息一会儿再睡。古人说："早饭宜早，午饭宜饱，晚饭宜少"，确是一个值得注意的养生经验。若夜卧以后，在床上进食，更为不利。当然由于特殊情况所造成的因饥饿而食，则另当别论，只是不应形成一种习惯。

（5）睡卧不可言语。中医认为，肺为五脏华盖，主出声音，凡人卧下，肺即收敛，如果此时言语，则易耗肺气，这好像钟磬一样，不悬挂不能发声。另外，睡前说话也会使精神兴奋，思想活跃，从而影响入睡，导致失眠。

（6）睡卧不可对灯。睡卧对灯光，使心情不能安定，不易入睡，也易醒。

（7）睡时不可张口。孙思邈说："夜卧常习闭口"，是保持元气的最好方法。张口呼吸有好多缺点，不仅不讲卫生，而且使肺脏易受冷空气和灰尘等的刺激，胃内也易进入凉气。

（8）睡时不可掩面。以被覆面，使人呼吸不畅，而且吸入自己呼出的大量二氧化碳，对于身体健康极为不利。因此"三叟歌"中有"下叟前致词，夜卧不覆首"。足见古人对这一养生方法的重视。

（9）卧处不可当风。古人认为，风为百病之长，善行而数变，人体睡眠后，对环境变化的适应能力降低，最易受风邪的侵袭。《琐碎录》说，卧处不可当风，"恐患头风，背受风则咳，肩受风则臂疼，善调摄者虽盛夏不当风及坐卧露下。"

（10）卧不可对火炉。卧时头对火炉，易受火气蒸犯，令人头重目赤，或患痈肿疮疖，并易发生感冒。《琐碎录》说："卧处不可以首近火，恐伤脑。"且由于温度过高，容易在入睡后将被撩开，反而着凉；或夜间起身，亦易受寒。

7. 异相睡眠有何益处

苏东坡有诗云：主人劝我洗足眠，倒床不复闻钟声。这是催眠的一种方式，引血下行，很快就能入睡。但是中国古代养生家们普遍认为白天小睡，神健体康。这是否意味着“昼寝”可能保促异相睡眠的作用呢？值得探讨和研究。

清代曹庭栋是长寿者。他在75岁时编著了《养生随笔》一书，详述“尽卧”，“尽寝”的方法。简引于此：

午后，就卧室安枕时，或寐或醒，任其自然。既起以热水洗面，则眼光倍爽；加薄棉衣暖其背，则肢体俱觉轻捷。

冬月昼卧，当以薄被覆其下体温养气血。

长夏昼卧，醒后即进热饮，以助阳气。

未倦可弗卧。如少倦即就枕，过后恐又不成寐矣。

坐而假寐，醒时备觉神清气爽，较之就枕而卧，更为受益。

以上“昼寝”方法，都是实践所得，也符合中老年人的养生原则。曹氏深得此道，指出：当昼即寝，即寝而起，入夜复寝，一昼夜间，寝分而二。每日至午，阳气渐消，少息所以养阳；时至子，阳气渐长，熟睡所以养闲”。东坡诗云：“此身正似蚕将老，更尽春光一再眠。”生理学家已发现，人过70岁，机体为了生存的需要，能自发性地增加异相睡眠时间。而正确的日寝夜寐，则可能诱导异相睡眠更加延长，有利于推延老化。

8. 多梦有助延年益寿吗

日本山梨大学研究人员根据研究成果提出多梦有助于延年益寿。人的睡眠可分为无梦期与有梦期。前者一般为80~120分钟，后者约20~30分钟。已发现人脑中存在着两类相反的促眠肽，一类促无梦睡眠，另一类促有梦睡眠。研究人员成功地分离出促眠肽之后，将它用于动物，使动物睡眠的有梦期延长，结果实验用的动物平均寿命大为提高。

日本医生还发现，痴呆症者睡眠无梦期延长，寿命大多数较短。

9. 睡眠七大迷思

(1) 人可以不睡觉吗？关于睡眠的重要性目前有好几种理论可以解释，其中一个理论认为睡眠是为了让身体休息，减少能量消耗。在睡眠的时候，身体损耗的细胞会得到修补。

有理论指出，在睡眠的时候，会经历不同的周期，每一个周期都会对脑部产生不同的作用。整个睡眠周期可以包含两大类：非快速动眼期（NREM）与快速动眼期（REM）。

在进入非快速动眼期的时候，随着脑波愈来愈慢就渐渐进入深睡期。深睡期对身体的修复很重要，人如果有足够的深睡期的睡眠，他睡醒时就会觉得身体休息足够。

（2）一天睡多久最好？每个人受基因的影响，睡几小时最好都不太一样。平均来讲，大约一个人睡眠时间约7~8个小时，但这个数字往往随着社会演变，愈工业化的国家睡眠时间往往愈缩短。

睡眠时间究竟需要多久，不仅取决于个人的需要，还来自于社会环境的影响。最好的标准取决于你平日睡醒之后的感觉，你醒来之后精神好不好、身体的感觉是不是很轻松、日常生活会不会受影响。

（3）不同年龄对于睡眠有什么需求。一般来讲，小孩子需要比较多的睡眠，因为他们的身体与脑细胞都在成长。刚出生的婴儿一天当中大部分都在睡觉，而且有较多的快速动眼周期。

随着年纪愈来愈大，睡眠的时间会愈来愈短，18岁以后一直到老年，所需要的每天睡眠总数应该是差不多的。

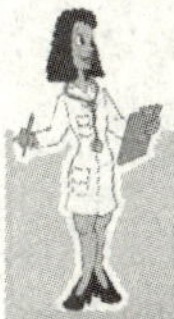

健康小贴士

很多人以为老年人不用睡那么久，其实这是不太对的。老年人需要的睡眠跟成年人一样，只是老年人的睡眠会变得很浅，很容易被打断，因此白天就常需要补充睡眠。

（4）早睡早起健康吗？早睡早起健康，这对中年以上的人而言是比较正确的，这比较符合中年以后的生理周期。因为中年以后我们的褪黑激素会分泌得愈来愈早，所以就会倾向早睡早起比较舒服。

熬夜会不会伤身体也要看状况，如果你的睡眠时间跟社会习俗不同，就可能影响到睡眠质量，造成你长期睡眠不足。这样就可能有伤身体，造成健康问题。

所以不论是早睡早起或是晚睡晚起，重要的是睡眠过程不会受到很多干扰，能顺应自己的生理时钟是最好的。

（5）长期睡眠不足会发生哪些后果？睡眠不足最明显的后果是导致白天的表现很差，甚至会有意外。研究发现，长期睡眠不足会导致注意力不集中、影响免疫力、生病不容易好等。最近也发现睡眠不足的人血糖的控制不好，甚至容易肥胖，常有胃肠方面的疾病。

对小孩来讲，睡眠不足会影响小孩的生长激素，因为小孩的生长激素是在睡眠的前三分之一期间分泌的，所以深睡期不够的时候，就不会分泌生长激素。

所以睡眠除了精神上的满足，对身体健康上的影响也很大。

（6）老是睡不饱，是生病吗？老是觉得睡不饱，有可能就是睡眠障碍反映出来的一种症状。最常见的原因可能是“睡眠呼吸中止症”，因为打鼾缺氧造成呼吸中断，睡眠被打断而睡不饱。另外像“肢动症”睡觉时脚会有抽动的情形，这些肢动会造成脑部有醒波跑出来，所以睡眠会被中断，容易睡不饱。

另外如感冒、病毒感染、鼻塞、关节炎、精神疾病、慢性疾病、用药等原因，都会让人睡得很浅，而睡不饱。

（7）睡午觉好不好？根据国外的观察，小孩子一定要睡午觉，年纪愈小，需要睡觉的次数愈多，到了小学之后，就不一定要睡午觉了。所以，午睡好不好，还不是很确定。

如果你下午容易精神不好，建议要小睡一下，但最好不要超过半个小时，睡觉超过两小时以上会更累，因为进入快速动眼期，那时起来反而会觉得更累。

10. 午睡时间多长最适宜

在夏天，许多人都有午睡的习惯。有人在午睡后，大脑清楚，精力充沛，而有人却感到头昏脑涨，心慌提不起精神。这是为什么呢？

在日常生活中，只要我们稍加注意会发现：有人睡时间长了，反而不如时间短（40～80分钟）醒来后的精神状态好，“越睡越困”这句话是有一定道理的。因为人体内各个机能系统都是按一定内在规律和生理节奏进行的，根据睡眠生理学研究，睡眠可分为两个阶段：第一阶段为浅睡眠，第二阶段为深睡眠；一般人在睡眠80～100分钟后，便由浅睡眠转入深睡眠，这时大脑各中枢的抑制过程加深、加强，脑组织中许多毛细血管都暂时关闭，脑血流量相对减小，体内的代谢过程逐渐减慢、减弱。如在这时突然醒来，由于大脑皮层中较深的抑制过程不能立即解除，关闭的毛细血管不能同时开放，就会使大脑供血不足，造成一时性植物神经功能紊乱而出现种种不适感。

因此夏季午睡时间过长对人体是无益的，最好在50～75分钟之间，也就是在尚未进入深睡眠阶段时即醒来。这样有助于机体疲劳状态的消除，避免“越睡越困”。当然，每人的情况不一样，还应根据自己的具体情况，合理安排午睡时间，更好地提高午睡后的工作和学习效果。

11. 治疗失眠的方法有哪些

精神松弛法。选择一个清静场所，坐在舒适的椅子上或仰卧在床上，先安静两分钟，全身尽量放松，产生一种安全感，再闭上眼睛，开始下面的一些训练即可收到良好效果。默想着心脏在静静地搏动，既平稳又缓慢；或快而短的吸气同时鼓肚子，慢慢呼气时肚子再瘪下去；或首先缓慢地深吸气，然后缓慢呼气，有规律地进行数次，很自然地使人入睡。

改善睡眠环境。适当硬度而又具有弹性的床是最理想的。由于夫妻生活习惯的不同，使用的床以不影响对方的睡眠为好。

（3）饮食与睡眠。不妨试一试，睡前一定时间（如2~3个小时前），喝杯浓茶或咖啡，让兴奋之后的抑制与睡眠时间吻合，也许能够起到催眠作用。饮酒有一定催眠效果，当然也因人而异，很多中老人习惯于每晚睡前饮一杯白酒（约1两），从药理学的观点来看，少量饮酒确有疗效。吃饭后，消化功能增强，副交感神经兴奋性增高，相应交感神经系统活动水平降低，人易入睡。

（4）电子睡眠诱导器。有些厂家生产有一些电子睡眠诱导器，属于医疗保健品，配合精神松弛疗法，治疗失眠获得了满意的疗效。

（5）性生活与睡眠。性行为之后，可使人很快入睡。因为性交活动使全身运动，心血协调性兴奋，之后便是极大的满足，身体疲劳和精神松弛，所以性交之后，双方很快入睡。可以说，和谐的夫妻生活是一种天赐的催眠疗法。

（6）常用催眠药物。巴比妥类药物：苯巴比妥（又称鲁米那），睡前半小时口服，每次一般不超过100毫克。司可巴比妥（又称速可眠），每粒胶囊100毫克临睡前服用。弱安定药（也称为抗焦虑药物），安宁，睡前服用，每次一般不超过0.4克。利眠宁，催眠剂量为10~20毫克。安定，睡前服用2.5~5毫克。其他催眠药：安眠酮（又称海米那），睡前口服0.1~0.2克。导眠能，睡前口服0.25~0.5克。几种具催眠作用的中药：酸枣仁，1次10~15克。柏子仁，1次3~5克，煎服。缬草（又名拔地麻，鹿子草），1次9~10克，煎服。首乌藤，为何首乌的藤茎，1次9~15克，水煎服。

12. 失眠按摩五法

（1）患者仰卧位，术者坐于患者头部上方，以右手食、中二指点按睛明穴3~5次后，以一指或双拇指推法，自印堂穴向两侧沿眉弓、前额推至两太阳穴处，操作5~10分钟。然后双手拇指分别抵于两侧太阳穴，换用余下四指推擦脑后部风池穴至颈部两侧重复两遍，再以双拇指尖点按百会穴。

（2）患者坐位，术者站于患者右侧，用右手五指分别置于头部督脉、膀胱经及胆经上，自前发际推向后发际5~7次，然后术者站在患者之后，沿两侧之胸锁乳突肌拿捏，拿肩推3~5次。

（3）患者俯卧位，术者在其背部用滚法，操作3~5分钟。心脾亏损者，可多按揉心俞、脾俞；肾虚者，可多按揉肾俞（腰部两侧），关元俞，最后再点按神门、足三里、三阴交。

（4）自我按摩。可在每晚睡觉前，坐于床上进行如下按摩：①揉百会50次；②擦拭肾俞50次；③摩脐下气海、关元50次；④揉按足三里、三阴交各50次；⑤擦涌泉100次；⑥仰卧于床上作细而均匀的深呼吸30次，全身放松意守丹田即可入睡。

（5）每晚临睡前先揉足三里、三阴交，每穴1分钟，再掐按内关、神关穴1分钟，再用双手掌根部揉擦背部，以有热感为宜，重点按揉心俞、脾俞、肝俞。最后平卧闭目养神，不生杂念，用拇指、食指按揉双侧睛明穴，连续揉按3~5分钟即可产生睡意。

值得注意的是，用按摩疗法治疗失眠，不宜用叩砸、提弹等兴奋手法，应采用有镇静安神作用的缓慢轻柔的表面按摩或深部按摩。

13. 睡眠有哪些注意事项

睡眠环境。要注意环境安静舒适，干净卫生，卧室整洁，空气流通，不燥不湿，光线柔和；理想的温度是18～20℃；床要软硬适度，被褥要干净柔软，枕头要高矮适当；床单要常换，因为每晚人体会蒸发大量的汗水和5克的死皮屑。

睡前散步。行走时，毛细血管扩张，血流量加快，微循环血容量增多，心脏的舒缩功能加强，能降低过高的血压，调节大脑皮层的功能活动，提高氧耗量和胰岛效能。黄昏和睡前，人的体力、肢体反应敏感度、动作的协调性和准确性以及适应能力都处于最佳状态，体内的糖也增长到最高，每天此时进行30～60分钟的散步，有益于睡眠和消除白天的疲劳。

睡前洗脚。用较热的温水洗脚，一方面可加速血液循环，有利于消除劳累后的肌肉酸痛和消除疲劳；另一方面由于外周血管扩张，血液重新分配，大脑血液供应相对减少，有利于脑细胞由兴奋转为抑制，从而促进睡眠。

睡前饮水。因为睡眠时血液浓度增高，喝点凉开水，使血液适当稀释，降低血液黏稠度，加速血液循环，以防睡觉时血流缓慢导致血栓形成。

睡前喝奶。因为牛奶中含有一种叫L－色氨酸的生化物质和有镇静作用的吗啡类物质，容易使人产生困倦感，因此晚上睡前喝奶有安神、催眠作用。睡前喝奶，既可镇静安神，又可补充钙质，防止骨质疏松。

睡前刷牙。不仅可以保护牙齿，还有提高睡眠质量的功效。

睡前洗脸。不然，化妆品和污垢会刺激皮肤，堵塞腺体或毛孔，损害皮肤健康。

睡眠侧卧。侧卧位时全身四肢的肌肉呈松弛状态，呼吸通畅，有利于消除疲劳和脾胃虚弱者肠胃的消化和排空；因肝脏位于右侧，右侧卧位有利于增加肝脏的血液供应；心脏在左胸部，右卧还可减轻对心脏的压迫，有利于心脏供血。但习惯采用同一个姿势睡觉的人，易在脸上身上留下永久性的纹路，仰睡，可以减少被“压出来”的皱纹。因此，即使侧睡，也应该左右侧轮流。仰卧不利于肌肉完全放松，俯卧则压迫胸腹，影响呼吸。有心脏病的人要右侧卧位，孕妇则应采取左侧卧位。

注意枕头的高低。有个成语叫“高枕无忧”。其实，经过现代医学证明，“高枕有忧”，枕头太高，容易使颈部两边的肌肉用力不均衡，从而发生扭伤现象。一觉醒来，感到颈痛、头疼，连扭头、抬头和低头都困难，这就是常说的“落忱”。枕头太高，长此以往，容易患颈椎病，还影响呼吸，加重心脏负担。所以枕头太高，对人体有弊无利。枕头太低也不好，可导致眼皮发肿、头昏脑涨。一般来说，以肩部到颁部之间的距离为长度来确定枕头的高度较为适宜。

不要蒙头睡觉。把头蒙在被窝里睡觉，外面的空气几乎被棉被隔离，氧气不容易进来，呼出二氧化碳也很难跑出去，以致被窝里的空气越来越混浊。人长时间吸入这种污浊的空气，身体各部分的器官就会失去良好的调节功能，第二天一醒来，便会出现眼皮浮肿、头脑昏沉、疲惫乏力等现象。因此，不管天气多么寒冷，都不要蒙头睡觉。

第四章
自然环境气候与长寿

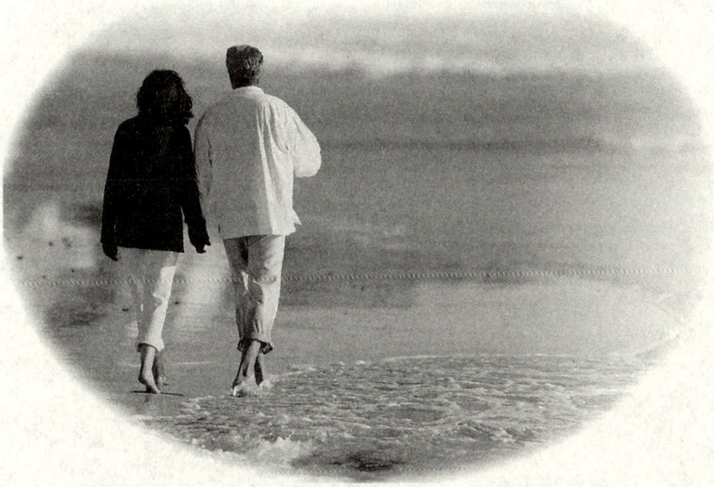

1. 空气“维生素”对人体健康长寿是否有影响

空气中含有的负离子称为空气“维生素”，它的多少是评价空气污染情况的重要指标。据全国负离子卫生科研协作组，在我国各地选择有代表性的一些城市进行空气负离子状况监测的结果显示，城市室内空气的负离子数只有40个~50个，其寿命也只有几秒到几分钟。城市街道上的负离子数在100~200个。而山谷、瀑布、海滨和林区负离子数经常保持在2万个以上，寿命可达20分钟。

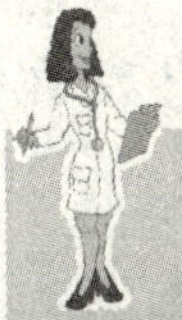

健康小贴士

医学科学家认为，负离子进入人体后，能促进新陈代谢，精力旺盛，提高机体的免疫力，对人的寿命、行为、情绪、记忆、生长发育、肌力等均有一定影响。为了人类健康和长寿，必须多吸入负离子，当务之急是改善室内空气。首先要多开窗通风，尤其是冬春季更应注意。厨房经常开窗，增加排气设备。其次是多到户外活动，特别是到林中、公园、海边散步。

2. 生活环境与长寿息息相关

生活环境与长寿衰老的关系很早就引起了人们的注意和重视。我国古代《内经·五常大论》中曾指出："一为之气，生死寿夭不同，地势使势然也……高者其气寿，下者其气夭。"说明古代已认识到地势高低与长寿相关。根据有关资料得知，现代工业发达国家的城市人口的寿命一般要比农村少 5 年左右。这可能与城市工业的"三废"污染，噪音干扰等因素有关。有人曾专访了广西都安、巴马县等长寿之乡的老寿星，他们散居山区，生活规律，心情舒畅。从很多资料上还可以看出，前苏联的百岁老人中，男性是女性的 3. 5 倍左右。他们大都居住在高加索或中亚。在阿塞拜疆这个地区，每 10 万人口中就有 60 多个百岁老人，这可能是山区的气温、湿度、气压、水文、地理的特点有利于长寿。这里环境幽静、空气清洁，可增进人体健康。有些科学家发现山区、农村的空气中有对长寿有益的负离子。还有人认为，某些山区的水与食物中的化学成分有利于长寿。所有这些都提醒人们注意，环境与健康息息相关。所以我们要保护大自然赋予我们的美好环境，不断改造、美化环境。生活在美的环境中，也是长寿的一个重要条件。

3. 悦耳的音乐有益健康长寿

雄壮、激昂的音乐，会使人热血沸腾；优美，悦耳的乐曲，令人心旷神怡；哀怨、凄凉的悲歌，却让人黯然神伤。寂静的夜晚，母亲轻柔的催眠曲，使孩子很快进入梦乡。可见，音乐的魅力是何等之大。

听听优美的音乐，不但能丰富人们的精神生活，培养人们的高尚情操，而且有益于人体健康。现代医学研究证明，音乐有调节人体节律的作用。悠扬悦耳的乐曲旋律，通过人的听觉器官传到人的大脑皮层以后，对神经系统是个良好的刺激。对于心血管系统，消化功能，都会产生良好的影响。

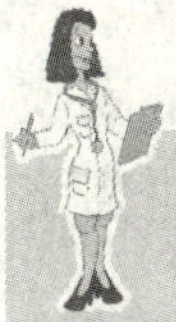

健康小贴士

老人常听优美的音乐，能使精神爽快，血脉通畅，有助于防止许多老年性疾病，从而起到延年益寿的作用。

4. 噪音不利于老年人健康长寿

老年人视力减退，两耳失聪是司空见惯的事。老年耳聋的原因至今尚未完全弄清，多认为是老年动脉硬化引起两耳传声结构或听神经退化萎缩。此外，与长期慢性耳炎或不注意两耳卫生有失。关于噪音导致耳聋的观点，近年来格外引起注意，尤其是成年人，两耳功能开始衰退，倘若再加上噪音不断干扰，老来聋就会早日来临。

俗话说："震耳欲聋"，噪音的危害就是这样。如果长期遭受过强噪音的刺激，无论耳内传声结构的感觉细胞或听觉神经的神经细胞，都会因受强烈声波的打击而损伤，而且这是一种永久性的损伤，受害细胞是不能再生和恢复功能的。严重时，强烈的声波还会造成急性内耳出血。

噪音与长寿有密切关系。据统计，在喧闹的市区，各种疾病的发病率比僻静地区高两倍。人体在噪音的长期作用下，会导致机体衰老，抵抗力减弱，引起中枢神经系统失调，血压增高，肠胃功能和内分泌功能障碍。

空气中的阴离子对人体健康有益，它可以改善肺换气功能；调节中枢神经，促进机体新陈代谢；提高机体免疫力，刺激造血功能。在山区负离子比城市多，负离子存在时间也较持久。山区长寿的比城市为多，这也是其中因素之一。

大洋洲的岛国——斐济，享有“长寿之国”的美称。这个国家的大部分人散居在农村，这里没有噪声危害，空气清新，是使斐济人延年益寿的重要因素。

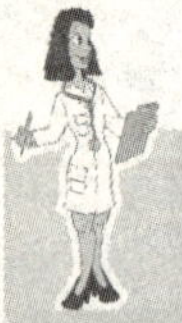

健康小贴士

在室内，如是处在噪音环境下工作，应采用佩戴耳罩、耳塞等防音器的方法防护。倘若在日常住所或一般办公室内，也应采取以下一些防护措施来减少和隔绝噪音。

（1）门窗应经常检修，关闭时不能留有缝隙，开启时也不能随风摆动；

（2）设置窗帘，既可调节光线和空气，又能阻拦和吸收室外的噪音；

（3）选用木质家具，利用本质纤维具有多孔的特性吸收进入室内噪音；

（4）杜绝室内噪音，桌、椅、床有摇动响声时应检修，椅足凳脚可钉上一层薄薄的橡皮片，可减少搬动时响声；

（5）墙壁不宜过于光滑，否则任何响声都会引起很大的回响，油漆房间墙上可贴些画片，既增添幽雅美观，又可吸收声响；

（6）室内讲话要轻声，不要大声嚷嚷，更不要市场的喊叫与吵闹；

（7）收听广播或收看电视时，音响应适可而止，不要太高，以免有损自己听力和妨碍旁人。也不要漫无止境的长时间收听广播或音乐，要让耳朵有劳有逸。总之，要尽可能地创造一个安静的环境。

要使人长寿，必须消除噪音，净化空气，消除工业污染，调节气温，创造一个有利于健康的生活环境。

5. 老年人的生活环境越安静越好吗

实际生活中发现，有些老年人长期生活在极安静的环境中，没有人与之聊天、谈心，听不到富有生活气息的人欢马叫声，久而久之，他们会变得性情孤僻，不愿与亲朋交往，精神不振，生活没有规律。他们没有爱好，没有追求，没有进取，对周围一切漠不关心。这种寂寞、无聊、孤独的处境，会使人丧失生活的信心，健康状况会日趋下降，甚至早亡。

自然界的许多声响对老年人的健康是有益的，诸如鸟语，鸡鸣，海浪拍岸，松涛呼啸，溪水潺潺，泉水叮咚……大自然的美景，大自然的交响乐不仅可以陶冶人的情操，而且可以给人一种良性声音刺激，稳定人体的内环境。古人就有听松涛闻溪水有益健康的说法。优美的音乐给人以美的享受，使人轻松愉快，精神焕发，对老年人更是如此。所以说老年人对生活环境，不可苛求绝对安静，各种适当的良性声刺激是有益于健康的。

6. 城市居民也可以成为寿星吗

我国长寿之乡——巴马，是山清水秀的好地方。这里真是山不高而常绿、水不深而澄清，环境幽静，空气新鲜。全县23万人中，百岁老人25人，90岁以上的有228人。

但是，并非生活在工业发达的地区或大城市就不能长寿。只要搞好环境保护，注意养生之道，同样可以长寿。如成都市东城区是工业区，活到90岁以上的老人就有192人，还有9位百岁老人。武汉市城区234万多人中，就有442名90岁以上的长寿老人，年龄最高的达108岁。拥有300万人口的广州市，就有1790多人超过90岁，其中百岁以上的寿星近30人，最大的111岁。这说明环境好可使人长寿，但不是唯一的因素。不过环境因素并非不重要。既然有长寿村、长寿岛的客观存在，就说明环境与长寿的关系是密切的。

7. 祖国医学怎样认识人和自然环境的关系

环境，包括气候环境和地理环境，人要健康长寿，就得与环境相适应。所以，祖国医学非常注意环境、季节、气候对人体健康长寿的影响。

自然界是在不断运动变化着的，春暖、夏热、秋凉、冬寒，就是一年中气候变化的规律。生物在这种气候变化的影响下，也会有相应的运动变化，中医把它辩证为“春生，夏长，秋收，冬藏”。人也随着自然气候的变化而产生相应的适应性改变。人体这种适应自然界的机能还表现在对一天中昼夜晨昏变化的适应方面。

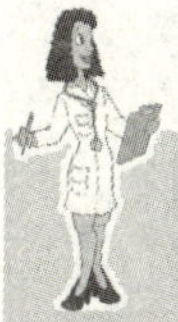

健康小贴士

祖国医学不单是强调人们被动地适应自然，而且主张积极锻炼身体以增强适应力。如《素问·四气调神大论》所指出的四时不同的养生之法以及“春秋养阳，秋冬养阴”的养生原则，都是从积极的方面提高人体的适应能力，从而主动适应自然环境的变化。

从人类防病抗老，保健益寿的根本利益来说，被动地适应自然环境的变化显然是很不够的，更重要的还在于改造自然。

由于环境与人的寿命关系密切，所以古代养生家很重视生活环境的选择和改造，如孙思邈在年老时就选择在山清水秀的环境造屋植树，种花造池，独自在那里养老。清代养生家曹慈山也“辟园林于城中，池馆相望，有白皮古松数十株，风涛倾身，如置身岩壑……至九十乃终”。他在《老老恒言》中就提倡“院中植花数十木，不求各种异卉，四时不绝便佳”，“阶前大缸贮水，养金鱼数尾”，“拂生涤砚，……插瓶花，上帘钩”这样，既美化了环境，又锻炼了身心。对于老人，特别是退休闲居者，这是很适宜的养生方法。

8. 地理环境与养生长寿有何关系

《内经》有这样的记载：“一州文气，生化寿天不同，期故何也？岐伯曰：高下文理，地势使然也。崇高则阴气治之，污下则阳气治之。阳胜者先天，阴胜者后天，此地理之常，生化之道也。……高者其气寿，下者其气天，土之小大异地，小者小异，大者大异。”意思是说居住在空气清新、气候寒冷的高山地区的人多长寿，居住在空气污浊、气候炎热的平原地区的人多短寿。因为“高者气寒”，植物生长缓慢，生长期长，寿命也较长。“下者气热”，植物生长较快，寿命就相应短促。现在发现低温可延长生命。1967 年以来，有人用低温的方法将濒死的癌症病人保存起来，在低温条件下，人体的组织细胞新陈代谢极度缓慢，生命因此得以延长；待若干年后，能有效地治疗癌症时，再改变温度条件，就可使“死人”复活。我国生活在北方寒冷地区的人，较生活在南方炎热地区的人寿命长。在山区常常遇到 80 岁以上的高寿老人，在平原地区则少见。前苏联学者对长寿与高度的关系进行了研究。由于前苏联相当多的百岁老人都生活在平均高度 600 ~ 800 米的克里米亚半岛上，所以认为：长寿与高度可能有关系。但绝不能说居住越高越能长寿，高原地区空气稀薄，森林覆盖面积小，过分寒冷都对人的健康长寿不利。

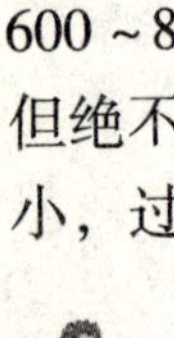

健康小贴士

长寿与地域也有一定关系，不少国家如我国、日本、匈牙利等国都有一些长寿地区、长寿村。那些地方的地理环境，气候条件一定对人们的健康长寿有利。

就以农村和城市为例，有人统计认为，居住在农村的人要比住在城市的人寿命增加 5 年。对我国著名的长寿地区——广西都安、巴马的调查表明，51 位百岁老人全部住在农村而且绝大部分住在山腰以上的地方；没有一个是居住在城市的。湖北地区调查发现 90 岁以上的 125 位长寿老人中，有 96% 住在农村。这说明环境对寿命确有一定影响。因此城里退休的老人，最好选择在农村居住。

9. 历史上重要的环境污染事件

任何生命都离不开他们的生存环境。人类和自然环境息息相关，而生存环境的污染则时时威胁着人的健康。历史上发生过许多环境污染事件，对健康产生重大的影响。

（1）1930 年底，比利时马期和河谷地带，因炼焦，炼钢，发电，炼锌，化肥等工厂的烟尘中散布出大量刺激性化学物质，几千人由此发生呼吸道疾病，流泪、咽痛、咳嗽、胸痛和呼吸困难，约有 60 人死亡。

（2）1948 年 10 月，美国多若拉镇发生空气污染，4 天之内有 5910 人得病，17 人死亡。

（3）1952 年 12 月 5 日到 8 日，英国伦敦上空烟雾弥漫，原来是污染空气的三氧化二铁，二氧化碳等物质在作怪；4000 人死亡，不少老年人很快纷纷倒下。

（4）1953 年 ~1957 年，日本水俣镇居民因受当地化工厂排放的含汞废水，水源被污染，致使出现口齿不清，步态不稳，全身麻木，精神失常，最终高叫而死的病人，其中老年人死亡率最高。

（5）1968 年，日本九州居民吃了处理不当，发生了污染的米糖油，5000多人出现浮肿，皮疹，恶心，呕吐，肌肉疼痛，咳嗽等症状，死亡16人。

例子不胜枚举，环境污染是人类健康长寿的大敌，而在受害者中，老年人首当其冲。

10. 环境因素对老年人健康影响较大

要说清这个问题，先得看看人体对环境污染会发生什么样的反应。原来，人体具有调节自己的生理功能以适应不断变化着的环境的本领。发生环境污染后，人体便要竭尽全力地调节各项生理活动，以求得身体各方面功能的稳定。于是各种器官，各类组织要付出更大的“劳动力”，医学上把这种情况叫做身体的代偿能力。但是无论器官或组织，天然赋予的代偿能力毕竟有一定的限度，在环境污染的不断“冲击”下，终于败下阵来，医学上称为失去代偿，身体状况顿时会一败涂地，直至生命岌岌可危。

老年人的体质本来已是日趋衰弱，与青壮年相比，许多生理特点显示出老年生理功能减退。例如：

（1）身体内水分相对减少，当环境污染时，很容易发生呕吐、腹泻、高热，接着发生严重脱水。

（2）各脏器细胞数量普遍减少，器官发生一定程度的萎缩，经受不住环境污染的侵袭。

（3）免疫功能低下，缺乏足够抵御环境污染的能力。

（4）心、肺、肝、肾等脏器功能都有不同程度的减退，一般约减少50%左右，无法应付环境污染的挑战。

（5）老年多病，血管硬化、心脏病、慢性支气管炎、肺气肿……屡见不鲜，如再加上环境污染，势必祸不单行。

总之，老年人不论有病无病，身体况状都要发生自然衰退，随着年岁增长会每况愈下，因而经不起污染环境的影响，健康状况必然会失去代偿而全面崩溃。

11. 社会发展和人的平均寿命有关

有人根据猿人的化石和骨骼作出年龄的鉴别，发现远古时期的猿人多半是在幼年时期就夭亡的，因此平均寿命极低。另外据估计，人类在青铜器时代的寿命只有 18 岁。公元前欧洲人的寿命在 20 岁左右。

1838 年～1854 年，欧洲人平均寿命迅速增长为 40.5 岁，1920 年达 55 岁，1935 年 60 岁，1952 年 68.5 岁，60 年代末达到 70.4 岁，目前一些发达的国家的平均寿命已超过 70 岁，正向 80 岁的目标过渡。

平均寿命不断增长的原因何在？很明显，人类寿命的这种增长同社会的进步、社会生产力的发展有关。物质生活条件的改善及医疗卫生的进步，才是长寿的有利条件。例如由于抗生素的发现，使很多可怕的传染病得到了控制，从而使人的死亡率明显下降。

但是，如果依旧以治病的途径求寿命的延长，其潜力已十分有限。一些学者主张，必须寻找“特殊的生物学手段”（大多数是各种特定的环境因素），才有可能使人类寿命得到大幅度的延长。展望未来，随着科学的进步，社会的发展，人类的寿命将会进一步延长。

12. 春夏季节对健康长寿有什么影响

人到中年以后，身体的某些生理机能开始下降，进入老年，机能衰退就会更加明显，使老年人对外界环境适应能力降低，抵抗疾病能力减弱，稍不注意就会生病。

由春到夏，气温由冷到暖，人体由静到动，无论外界环境或身体各种机能都要经历一个很大的转变。老年人较难适应这种转变，有的当时即病，有的可延至秋天发病。怎样才能适应这种转变呢?

暖中防寒。春夏之交气温变化很大，时冷时热，一天之内或几天之间气温可相差十几度，老年人在这种情况下要特别注意防寒。

据环境医学资料报道，老年人对寒冷的耐受能力极差，稍有不慎即可造成危险。如1965年冬，英国皇家内科学会调查结果发现，65岁以上老年人体温降到35℃以下的占3.6%，他们多处于寒冷环境，死亡率为0%～10%不等。世界卫生组织建议老年人室内的最适温度为18℃～24℃。这个温度对老人的健康有益。因此，春夏之交不宜过早地减去御寒衣服。俗话说："沤四冻九"意思就是说：时置四月，虽气温回升，但要保暖，虽感到热一点没关系，要"沤"。九月虽到重阳，但不宜过早移火进房，要"冻"。这样做能增强身体对外环境的适应能力，有益于健康长寿。但是，在保暖前提下，应选择中午气温较高的时刻，打开窗子换气。

顺乎自然。自然界是人类生命的源泉。祖国医学认为，"人以天地之气生，四时之法成。"意思是说人与自然界存在着非常密切的关系，自然界的一切变化都可直接或间接地影响人类的生命活动，只有"顺乎自然"才能健康长寿。怎样顺乎自然呢？一年四季根据自然的特点有不同的调养方法，如《亲问·四气调神大论》记有“春三月”，夜卧早起，方步于庭”，“夏三月，夜卧早起，无厌于日”等论述，这对我们顺乎自然的保健强身有一定参考价值。

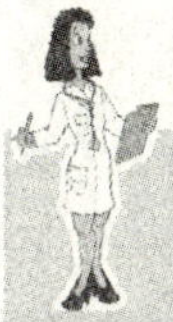

健康小贴士

提倡老年人到室外活动，但应注意以下几点：①外出防感冒；②外出防跌倒，春季雨水多，地浊长苔很滑，加之老年人冬天活动很少，关节、神经和肌肉对突然增加的活动一时不适应，平衡能力下降，稍不注意就会滑倒，很易造成骨折，务必小心注意；③防过劳，老年人体内贮备的能量减少，易疲劳，有损健康。

注意饮食卫生。春夏之际时冷时热，空气中湿度增加，食物腐败不易引起人们的注意，所以过夜的饭菜一定要重新加热才能食用，不新鲜的食品老年人不宜吃。

13. 夏季养生应注意什么

（1）应注意起居有常，劳而不倦。休息的同时，适当进行劳动锻炼可以使郁滞在体内的废物通过过呼吸、出汗而排出体外，散热排温。

（2）应注意调节精神，戒躁戒怒。夏天的3个月急躁发怒，情绪紧张，很容易“上火”，引发疾病。

（3）应注意科学纳凉，防止感冒。夏季感冒大多由避暑纳凉时不注意，导致暑热风寒乘虚而入，患“热伤风”。因此，夏季不要过分纳凉或晚上睡在室外不穿不盖。

（4）应注意避暑躲日，预防中暑。盛夏天气尤其是伏天，万万不可长时间在烈日下劳动和奔走，否则极易中暑。

（5）应注意饮食有节、饮食卫生。平时吃饭不可过饱，以素淡为主，多吃一些新鲜蔬菜、瓜果等。夏季腹泻者多见，因而不要多食生冷，尽量少吃油腻、辛辣、酒等热性食物。

14. 四时气候与养生长寿关系如何

如元代邱处机在《摄生消息论》中写道：春阳初升，万物发萌，正二月间乍寒乍热。高年之人多有突疾，春气所动则精神昏倦，宿病发动……春日融和，当眺园林亭阁虚敞之处，以畅生气。不可兀坐以生抑郁。天气寒暄不一，不可顿去棉衣。老人气弱骨疏体怯，风冷易伤腠理，时备夹衣，遇暖易之。

夏三月属火。檐下、过廊、弄堂、破窗皆不可纳凉。此等场所虽凉，贼风中人最暴，惟宜虚堂静室、水亭木阴，洁静空敞之处，自然清凉，更宜调息净心，常如冰雪在心，炎热亦于吾心少减，饮食不令大饱，肥腻当戒。

秋三月，天高气爽，宜早卧早起，与鸡俱兴。清晨闭目叩齿二十一下，咽津，以两手搓热熨眼。于秋三月行此，极能明目。

冬三月，水池地拆，早卧晚起，以待日光，去寒就温。寒甚方加棉衣，以渐加厚，不得顿多。不得频用大火烘烤。不可冒触风寒，高年骨肉疏薄，易于感冒。早起服酒一杯以御寒。

《内经》反复强调这种养生方法对保健防病延年益寿的重要意

义："夫四时阴阳者，万物之根本也。所以以圣人春夏养阳，秋冬养阴，以从其根，故与万物沉浮于生长之门。逆其根，则伐其本，坏其真矣。故阴阳四时者，万物之始终也，死生之本也。逆之则灾害生；从之则苛疾不起。"《内经》以后历代养生家都很注意适应四季气候变化的养生方法，有不少专专著问世。如唐代郑景岫的《四时摄生论》、赵武的《四时食法》、穆殷的《四气摄生论》、宋代姚称的《摄生月令》、姜蜕的《养生月录》、赵自化的《四时养颐录》等等。

这些论著阐明适应四时气候变化而养生就长寿；不适应四时气候变化就短寿。现代的医学气象学研究的就是气候变化与人体健康的关系。通过大量的观察和实验研究表明，气候因素对人体的影响很大。证实祖国医学倡导的适应四季不同气候的养生之道是科学的。

15. 顺应天时可保健康无忧

中国医学向来崇尚"天人相应""顺应天时"的学术思想，认为人体与自然界的生物一样，遵循着"春生，夏长，秋收，冬藏"的规律。人的生命活动和保健措施，只有与之协调配合，遵循"春夏养阳、秋冬养阴"的原则，才会有益于健康与长寿。国内外许多科学家的调查发现，人类的生育高峰是在日照时间长的夏季。一旦太阳活动反常，孕妇发生早产、流产者显著增多，此时出生的婴儿体质虚弱，生长发育迟缓。这是因为男性的精原细胞对太阳辐射十分敏感，因而太阳活动异常时期受孕的胎儿极易发生畸形。与此相关的是人的免疫系统也会发生不同程度的变化。研究还证明，自然界的春温、夏热、秋凉、冬寒等气候变化，随时都在影响着人体，而人体的抵抗力则是随着季节的变化而变化的。比如：

在最寒冷的12月~1月份，人体血液中的淋巴细胞数量相对处于低水平。淋巴细胞一旦减少，由它产生的参与抵抗微生物侵袭的淋巴因子也就相应减少，人就容易患感冒、气管炎等感染性疾病。

在炎热的7月~8月份，人体血液中的淋巴细胞最多，但中性粒细胞却处于最低水平。故在夏季，人一般不容易患感冒等病毒感染性疾病，但容易患肠炎、痢疾等细菌感染性疾病。

在春秋季节，人体内的特异性免疫球蛋白增多，抵抗力增强。但免疫球蛋白过多会发生过敏性疾病，如春季易发生过敏性鼻炎，秋季易发生过敏性哮喘等。

据杭州市第一人民医院副主任医师李佩璋等人的研究结论表明，人体的血脉都要受到一年四季的气候变化及昼夜时辰的影响。春冬两季，人体的血脉明显高于夏、秋两季，心肌缺血、室律失常的发病率升高，程度加重，且大多集中在从早上6时到下午18时这段时间内；房性早搏一年四季的发病率都比较高，但春天易发生在后半夜的0点到6点，冬天则易发生在前半夜的18时到24时。

所以，在顺应天时的保健中要特别重视预防季节病和气象病。许多疾病都带有明显的季节性，比如：

麻疹、流感等好发于冬、春季。

乙脑、菌痢、伤寒、肠炎等多发于秋、冬季。

慢性支气管炎、哮喘病等常在深秋或冬初病情加重。

精神分裂症等好在春、秋季复发等等。

除此之外，还有一类疾病，它们虽然没有明显的季节性变化，但与气象条件有着密切的关系。比如：

每当天气突变、阴湿、寒冷等发生时，常常使关节炎病人疼痛加重。

有手术刀痕、外伤疤痕，有过骨折史的人，常在阴转雨的前夕局部出现疼痛。

在气温超过摄氏 34 度、相对湿度大于 65% 的环境下，人就容易中暑。

寒流过境，太阳黑子活动增加时，可诱发心肌梗死。

阴雨连绵，常刮东南风时，脑溢血中风的人会增多。

因心脏病死亡的人约有 1/3 发生在冬季连日阴雨、气温骤降的深夜或凌晨等。

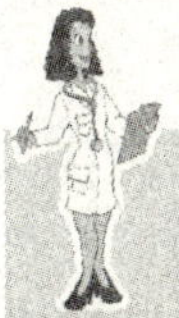

健康小贴士

上述这些病在医学上称为“季节病”或“气象病”，它们的共同特点是与气候有关。因此，为了避免它们对人体健康的危害，首先就要在思想上有足够的认识，并给予认真的重视；其次要根据季节性的特点和气象因素，从衣、食、住、行等方面对人体采取综合性的预防保健措施；第三要加强体育锻炼，增强体质，提高人体对气候变化的适应能力。

16. 春天养生六法

（1）早起饮水。用早餐前（或洗脸前）喝杯凉开水或温开水，可稀释血液，预防脑血栓、心肌缺血，达到清洗肠胃之功效，维持细胞渗透力，促进细胞代谢等。

（2）冷水洗脸。冷水洗脸能锻炼耐寒能力，不但能预防感冒，同时还可辅助治疗慢性鼻炎；若能结合按摩耳廓、印堂、太阳穴等，效果更好。

（3）按摩头皮。根据医学研究，午间脑部血流量比夜间少了五分之一，午睡30~40分钟为宜，然后用手指按摩百会穴、风池穴、印堂穴，或用梳子梳头按摩头皮，能改善头部血液循环，消除疲劳和头昏现象。

（4）喝红茶。一般来说，春天喝红茶，夏天喝绿茶。茶能提神解疲劳，防癌抗癌，并含有多种维生素和人体所需的微量元素。但服药者、患胃病贫血者不宜饮茶，午休后补充水分很重要，可改用凉白开。

（5）户外锻炼。春天空气清新，有利于吐故纳新，充养脏腑。春天多锻炼，会增强免疫力与抗病能力，少患流感等各种疾病。可根据自己年龄与体质状况选择户外活动，如跑步、打球、做操，太极拳，放风筝等等。通过户外活动，增加人体供氧量，提高抗病能力。

（6）睡前热水洗脚、按摩足部。脚底有许多经络循行穴位，能改善毛细血管功能。护脚能强心，能加强心脏活动，还可减少皮肤瘙痒，有助眠的功效。

17. 秋季如何养生

一年之中，春夏是阳长阴消的时候，所以春夏养阳最好。而秋冬是阴长阳消的时候，所以秋冬自然应该养阴。这是应用大自然阴阳消长的趋势，因势利导，协调阴阳，起到事半功倍之效。

（1）秋天养阴首先要喝水。水为阴中的至阴，万物之母。秋天主燥，燥邪的特点是干，所以要多喝水以对抗天干物燥。水属阴，火属阳，多喝水，尤其是地下水对养阴有好处。

(2) 哪些地方养阴最好。海边、山林、河畔、湖旁、高山……在这些地方做深呼吸，无疑对长寿十分有益。

(3) 养阴的饮食有哪些。水生食物：如水稻、藕、荸荠、菱角等。生在北方、背阴处及越冬的食物：如木耳、蘑菇、冬小麦等。

(4) 秋天我们还应注意：深秋（寒露）之后，雨水渐少，燥气渐增，天气转凉，人体气血开始内收，高血压及冠心病症状开始加重，此时就要按时服降压药、治疗冠心病的药。

18. 秋季保健防四病

(1) 要预防呼吸道感染。多事之秋，呼吸道黏膜受到暖和寒的变化刺激，会造成黏膜上皮纤毛功能失调，防御能力下降。此时，慢性支气管炎和哮喘病等病人，应注意防止病情加重；健康人也应防止伤风感冒、气管炎和肺炎等病的发生。

(2) 要预防胃肠道疾病。秋季天气凉爽，人体食欲增加，多食暴食会使胃肠负担加重、功能紊乱，因此，秋季患胃肠炎的病人往往比夏季还多。此外，秋季昼夜温差较大，腹部容易着凉，也易引起胃肠道疾病。所以，秋季应谨防胃肠道疾病的发生。

(3) 要预防干燥症。秋高气爽是好事，但也容易使人的口鼻及皮肤干燥，这是许多疾病的诱因。所以，秋天应注意养阴防燥。平时，要多吃些润肺生津、养阴清燥的食物，如生梨、香蕉、萝卜、西红柿、芝麻、蜂蜜等，应尽量少吃辣椒、老姜、酒等辛辣燥热食物。同时，还要合理安排生活，早起早睡，尽量避免熬夜。

(4) 要预防心血管疾病。秋天是心血管疾病的多发季节。由于天气转凉，皮肤和皮下组织血管收缩，心血管负担加重，导致血压升高。凡有心血管病史者，此时如发现有不适症状，应及时去医院治疗。

19. 秋季食补，调脾润肺

秋季适当进补，不仅是恢复和调节人体各脏器机能的最佳时机，而且也是为冬季的来临做好准备。

秋季进补宜先调理脾胃。在漫长的酷热夏季，人们由于常食冷品，多有脾胃功能减弱的现象。如果大量进食补品，会骤然加重脾胃负担，导致消化器官功能紊乱，出现胸闷、腹胀、厌食、腹泻等症。所以，秋季进补之前要给脾胃一个调整适应的时期，可先补食一些既富有营养又易于消化的食物，以调理脾胃功能。如鱼、禽蛋以及山药、莲子、薏苡仁等。此外，奶制品、豆类及新鲜蔬菜、水果，均宜适量多食。药食兼优的芡实也是调养脾胃的上等佳品。它含有碳水化合物、蛋白质等物质，且有滋补强壮、补中益气、开胃止渴、固肾养精等功能。

随着秋季天气一天比一天变得凉爽，空气也越来越干燥。中医认为："秋伤干燥，上逆而咳多为痿厥。"故仲秋以后进补以"滋阴润肺"为上。具有滋阴润肺功能的食物很多，如芝麻、萝卜、番茄、豆腐、银耳、百合、梨、蜂蜜、柿子、香蕉、核桃、乳品等及大部分蔬菜。秋令果品中，尤以梨为佳，其性甘凉，具有润肺止渴、养阴润燥、化痰通便之功效。此外，藕、莲子、菱角、板栗等也有清除燥热的作用。中医认为：食粥能和胃、补脾、润燥，如若于粥中再加入梨、胡萝卜、百合等食物，早晚温热炖服，则更能收到良好的益肺润燥的作用。

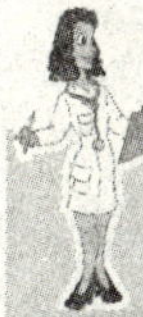

健康小贴士

秋分后，天气变得更加凉爽，人的胃大开。此时进食，仍应以润燥为前提，采取单补之法。像鸭肉、海参、冬瓜、燕窝、黄芪等食品为此时桌上佳品，鸡肉、牛肉、鸽肉等较为平和之品，也可适当食用。但应尽量少吃羊肉、狗肉等温热食物。在秋天，牛奶、豆浆等也是较好的滋养饮料，应该常饮。对于一些秋燥伤肺、咽喉干痛、咳嗽无痰者，可取北黄芪1000克，水煎三次，过滤去渣，再用文火滋熬，浓缩至膏状，加蜂蜜500克，日服两次，一次一匙，可补肺益气，生津止咳。

20. 冬季养生十二宜

冬令是进补旺季，人们多选发热壮阳之物。然而，人是大自然的一部分。养生之道当顺应自然，顺天应时，力致天人合一。《黄帝内经》指出：“春夏养阳，秋冬养阴。”元朝名医朱丹溪解释道：“阴精易耗难复，故常不足；阳气虚火易亢，故常有余。而冬季养生，应注意十二宜。”

（1）心宜静。阳主动，阴主静。动生阳，静生有。所以，冬季尤应心平气和，控制情绪。遇事要豁达、想得开，“忍怒以养阴”。但也不可使情绪低沉。改变情绪的最佳方法是活动，如唱歌、跳舞、运动等，是消除冬季烦闷、保养精神的良方。

（2）动宜当。心宜静，身也不宜动得过猛，避免大汗淋漓。汗为阴津，汗多会伤阴。但宜适当锻炼，如慢跑、球类、爬山、游泳、做操、习剑等，以增强体质、提高抗病能力。

(3) 唐代名医养生家孙思邈指出：“冬不欲极温。”衣服不必穿得太多，以致汗湿伤身。空调不能开得太热，一来费电，二来用人工环境去对抗自然环境，长此以往，必将造成体内环境平衡失调。但要避寒就暖，外出时要注意穿暖防寒。

(4) 气宜换。冬季室内空气污染程度比室外严重数十倍。应常开门窗通风换气，或在室内放一台负离子发生器，以清洁空气，健脑提神。

(5) 食宜调。冬令膳食应以补为主，可多食些含优质蛋白质类的食物，如肉、鱼、蛋、豆类之品；多选食热量高的食物，如牛肉、羊肉、狗肉等。冬季气候干燥，还应多摄取含有维生素 B_2 的食物，以防皮肤干粗、裂口等。早起外出宜进姜汤或牛奶、豆浆、红枣、粥等热饮，以暖和身体。另外，多吃大蒜可防感冒。日常膳食应多安排些热汤，以润脏增食驱寒。

(6) 食宜苦。苦寒滋阴。但今人多不爱吃苦，所以形成了“进口”膳食的不平衡。尤其在吃辣椒、火锅等温热之食时，请别忘清人尤乘的劝告：“冬月宜苦不宜咸。”冷天还有不少人戒茶，怕影响进补。其实，不能一概而论，如绞股蓝既味苦滋阴，又富含参甙，故有“南方洋参”之称。

(7) 粥宜食。冬季饮食忌黏硬生冷。养生专家提倡晨起喝热粥，晚餐宜节食，以养胃气。特别是羊肉粥、糯米红枣百合粥、八宝粥、小米牛奶冰糖粥等最适宜。

(8) 水宜足。冬日虽排汗排尿减少，但大脑与身体各器官的细胞仍需水分滋养，以保证正常的新陈代谢。一般每日饮水仍不应少于1500～2000毫升。

(9) 睡宜早。入夜阴盛阳衰。《黄帝内经》说的冬日“早卧晚起”，就是提倡静卧养阴，与太阳一起行动。

（10）背宜暖。冬季要注意背部保暖。因为风寒之邪极易通过背部侵入体内而生病。老人、小孩及体弱者，冬季应穿背心，睡时也要保暖背部，以防寒邪的侵袭。

（11）欲宜节。节欲保精向来是养生之要，尤以冬养为最。

（12）脚宜健。健脚即健身。必须经常保持脚的清洁，袜子勤洗勤换。每天临睡前用热水洗脚并按摩和刺激双脚穴位；每天应坚持步行半小时以上，活动双脚；早晚坚持搓揉脚心，以促进血液循环。

21. 冬季饮食四注意

冬季饮食应注意什么？《生活报》1996 年 10 月 31 日刊文指出：

多补充热源食物。膳食中应多补充产热营养素，如碳水化合物、脂肪、蛋白质，以提高机体对低温的耐受力。尤其应考虑补充富含蛋白质的食物，如瘦肉、鸡鸭肉、鸡蛋、鱼、牛奶、豆类及其制品等。

多补充富含蛋氨酸的食物。蛋氨酸通过转移作用可提供一系列耐寒适应所必需的甲基。寒冷气候使得人体尿液中肌酸的排出量增多，脂肪代谢加快，而合成肌酸及脂酸、磷脂在线粒体内氧化释放出热量都需要甲基。因此，在冬季，应多摄取含蛋氨酸较多的食物，如芝麻、葵花子、酵母、乳制品，叶类蔬菜等。

适量补充无机盐。医学研究表明，人怕冷与饮食中无机盐缺少很有关系。专家建议，冬季应多摄取含根茎的蔬菜，如胡萝卜、百合、山芋，藕及青菜、大白菜等，因为蔬菜的根茎里所含无机盐较多。钙在人体内含量多少可直接影响人体的心肌、心血管及肌肉的伸缩性和兴奋性，补充钙可提高机体御寒性。含钙较多的食物有：

虾皮、牡蛎、花生、蛤蜊、牛奶等。

多吃些富含维生素 B_2、维生素 A、维生素 C 的食物。寒冷气候使人体氧化功能加强，机体维生素代谢也发生了明显变化，饮食中要及时补充维生素 B_2（核黄素），以防止口角炎、唇炎、舌炎等疾病的发生。维生素 B_2 主要存在于动物肝脏，鸡蛋、牛奶、豆类等食物中。维生素 A 能增强人体的耐寒力，应多吃些富含维生素 A 的肝脏、胡萝卜、南瓜、白薯等食物。维生素 C 可提高人体对寒冷的适应能力，对血管具有良好的保护作用，应注意摄取新鲜蔬菜和水果。

22. 冬去春来如何养肝

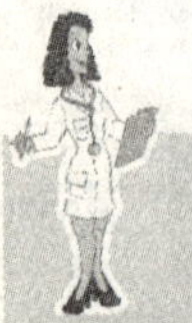

健康小贴士

冬去春来是万物复苏的季节，也是养肝的最好时节。肝与自然界的树木很相似，在春天里萌发、生长。春季又是细菌、病毒繁殖滋生的旺季，肝脏承受其解毒，排泄功能，负担最重，易受侵袭。因此，春季养肝就显得尤为重要。

那么，从哪些方面来注意养肝呢？

心情要舒畅。肝喜疏恶郁，生气动怒易导致肝气郁滞不舒，久之即易患肝病。春季养肝首先要学会制怒，不生闷气，努力做到心平气和，心情舒畅，乐观开朗。

饮酒不过量。初春寒气仍较盛，少量饮酒有利于肝阳开发。但肝脏代谢酒精的能力有限，超出了就会使肝脏产生危害。

饮食宜平衡。暴饮暴食或常饥饿都能引起肝功能障碍或引起胆汁分泌异常。春季饮食强调营养平衡，蛋白质、糖类、维生素、矿物质等保持相应的比例。

春天多喝水。一是可以增加循环血量，有利于养肝和代谢废物的排除；二是可以降低代谢产物、毒物对肝的损害，补水有利于腺体尤其是胆汁的分泌。

毒物少接触。铝、汞、砷、苯、四氯化碳、杀虫剂、黄曲霉素及某些药物等都会造成肝细胞坏死。因此要尽可能避免毒物与身体接触，慎用或不用有扰肝脏的药物。

身体常锻炼。锻炼可促进气体交换，促进血液循环，以便使肝有足够的氧和营养物质的供应。锻炼方法，如跑步、打球、做操、打太极拳等等。

第五章
心理情绪与长寿

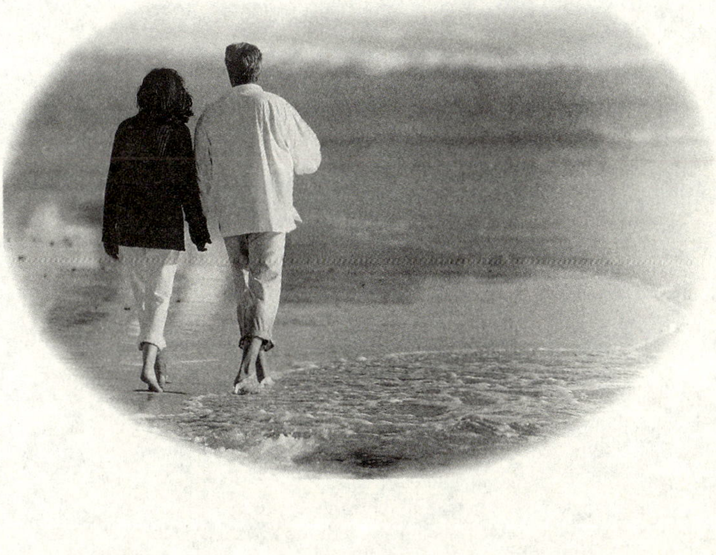

1. 情绪对健康长寿是否有影响

一个人的情绪对健康的影响极大。所谓情绪，就是人思想感情的流露，是大脑皮层兴奋、抑制过程所处的一种状态。中医习惯把人这种精神因素分为“七情”，即喜、怒、忧、思、悲、恐、惊”。《内经》提出：“怒伤肝、喜伤心、思伤脾、忧伤肺、恐伤肾”。七情不可为过，过激就会损伤脏器，有害于身体。所以，孙思邈在《千金要方》中提出“摄生十二少”，即：“少思、少念、少欲、少事、少语、少笑、少愁、少乐、少喜、少怒、少好、少恶”，并说“此十二少者，养性之要契也。”老年人的情绪应当稳定，饱满、乐观；情绪波动，喜怒无常，心情忧郁，感情脆弱，都有损于健康。且只有“嗜欲不能劳其目，淫邪不感惑其心”，才能保持“春秋皆度百岁而动作不衰”。

有许多疾病，如精神病、高血压、冠心病、脑血管疾病、胃及十二指肠溃疡病、甲状腺机能亢进症，甚至于癌症等，都与精神因素有关，特别是疑惑、恐惧、悲伤、愤怒等坏的情绪更易诱发疾病。“百病生于气也，怒则气上。喜则气缓，悲则气消，恐则气下，惊则气乱，思则气结”。长寿学者胡夫兰德指出：“在对人的一切不利的影响中，最能使人短命夭亡的，就算是不好的情绪和恶劣的环境了。”世界上许多长寿者都是在乐观的情绪中度过自己的一生的。

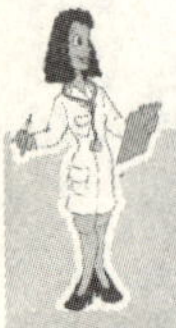

健康小贴士

不好的情绪，可以致病；而乐观的情绪，却可以治病。人到老年难免患病，正确的态度是：一不讳疾忌医；二要情绪乐观。“既来之，则安之”，精心医治、调养。一些老干部还借“休养”之机，总结经验，著书立说，开创一番新的事业。

俗话说：笑一笑，十年少；愁一愁，白了头。老年人的情趣多一些，生活在一种愉快、欢乐的气氛中，是有益处的。老年人除了工作，学习之外，兴趣不妨广博一点，如体育、绘画、书法、写作、下棋、摄影、集邮、养鱼、玩鸟、种花、烹饪等等，都可以引起兴趣。即便过去接触不多，也可以从头学起，时间长了，便生乐趣。有不少老人，在业余爱好方面，也可称为专家呢！老年人对自己爱好的事情，容易专心致志，并可培养愉快平静的情绪和积极向上的精神，即可调剂生活，避免单调、枯燥，又可陶冶性情，有益身心健康。

美国出了一本书，名叫《天天都过好日子》，提出以下几条保持乐观情绪的原则：

（1）不要养成以新奇为乐的习惯，要对周围的事物都有兴趣。

（2）不要老是担心生病。

（3）要热爱自己的工作，以工作为乐。

（4）广交朋友，积极做人。

（5）和颜悦色，不要老是怨天尤人。

（6）当机立断，不为小事左思右想。

（7）珍惜眼前时光，以有效的方式工作、思索和帮助别人。

2. 长寿老人常有哪些心理特点

情绪稳定、适应能力强、经得起各种刺激。

热爱生活。对生活充满信心和向往，热爱工作和劳动并在劳动中得到欢乐和欣慰。

精神爽朗，生活快乐，胸襟豁达，充满朝气。

性格坚毅，遇到困难时能想办法去解决，遇到不好问题想得开，不钻死胡同。

与人融洽相处，很少烦恼和苦闷。

3. 健康长寿为何与心理有关

像别人。也就是说，一个人的想法、言语、举止动作、兴趣爱好、服饰打扮等，与别人相差太大，这个人的心理状态有可能不很健康。

与年龄相符。我们讲“像别人”得有一个标准，就是要像与自己年龄相仿的人。

善于与人相处。我们每个人都生活在现实社会之中，都是社会的一个成员。一个人不可能脱离社会而存在，因而善于与人相处，也就成了心理健康的一项标准。

乐观。因为情绪愉快表示心理健康，就像体温正常表示身体健康一样。一个人的情绪愉快，说明他身心活动十分和谐。乐观的人，对任何事物都积极进取，不论遇到什么困难都毫不畏惧，即使遇到不幸的事情，也能很快的适应，不会长期沉陷于忧愁苦闷之中。相反多愁善感，情趣忧郁的人，心理上是不健康的，而且情绪愈低，不健康的程度也愈重。

适度的反应。你可能会注意到每个人对事物的反应不同，有的人反应敏捷，有的人反应迟钝，这是客观存在，但这些差别不能过大。反应敏捷绝不是反应过度，反应迟钝，也不能到过分的程度，更不是没有反应，如果有人的反应偏于两个极端，他的心理就不健康。

把握现实。凡是心理健康的人，都能面对现实，把握现实。在困难面前，他们勇于承认事实，找出问题所在，从现实出发，采用切实可行的办法妥善的去解决。相反，心理不健康的人，由于不能适应环境，往往采取逃避现实的办法。他们遇到困难时，不是回避，就是装看不见，聊以自慰。这些“办法”都是不切实际的，只能达到自我欺骗的效果，久而久之还会发展为病态。

行为统一。一个心理健康的人，无论做什么事都按部就班，有条不紊，专心致志，有克服困难的决心和毅力。他们的思维逻辑性强，说话有条有理能说清问题，而不是东拉西扯，语无伦次，让人抓不住中心主题。

4. 怎样达到健康长寿的理想境界

什么是健康长寿的理想境界？根据现代医学的概念，所谓长寿，是指寿命在95岁以上的健康人。这些人至少能生活自理，头脑清楚。所谓康，就是人到成年之后，不论是外表或体内的各种功能（重要脏器的功能），应比一般同龄人或自己的年龄年轻20岁以上。所谓健，是指终身无大病或重要脏器无病。其生命的结束主要是在于生理衰老，而不是疾病致病。

人到中年之后，各个器官的功能逐渐减退开始出现老化现象。衰老过程是不可逆的，是进行性的，但衰老过程的快慢，个体差异很大。例如，有的人虽然已过于五六十岁，但无论是他的外表或体内的各种功能仍像三四十岁。有的人虽仅三四十岁，但不论是他的外表或体内的各种功能却已经像五六十岁那样衰老。前一种情况称为生物学年龄小于日历年龄（衰老过程推迟或迟老）；后一种情况称为生物学年龄大于日历年龄（衰老过程加速或早老）。

一个人要想推迟衰老的到来，保持一定时期的青春常在，基本的措施是运动。事实表明长期坚持运动，并保持足够运动量的人可以推迟衰老过程的到来，与自己的年龄作比较，体内各种功能可以相对年轻20岁以上，从外表上看比自己的年龄年轻得多。

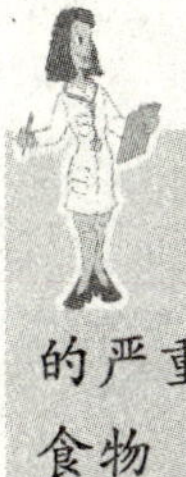

健康小贴士

医学已经证明，饥饿或过食都是达到健康长寿的理想境界的严重障碍。过食是指每日食物摄入量大于消耗量而言。多余的食物（特别是糖类）进入体内后容易转变为脂肪，形成肥胖症，肥胖症病人容易并发高血压、冠心病、糖尿病、高脂血症以及肺气通不足（缺氧）等疾病，而高血压、冠心病等又是引起人的早衰、早残，早死的重要原因。饥饿是指饮食断绝或过少而言，饥饿有轻有重，时间有长有短，严重饥饿持续时间不长，则不一定直接引起死亡，但这种人体质可能很差，易患重病，后果不好。

如何判定一个人的营养是否正常？理论上应按营养学的指标来进行检测，不过对大多数人来说既无必要也不易做到。由于目前主要倾向是过食（饥饿这种情况在我国已不存在），而过食的主要后果是引起肥胖症，故定期测试体重是一个比较切实可行的方法。当然，如有条件也可作一些生化方面（如血脂等）检查。一种饮食方案经采用后，体重，血脂等长期保持正常者，则应认为是合理的；否则即为不合理，应及时调整。

由于职业上的原因，脑力劳动者都有一个共同的特点，这就是神经系统的负荷过重。其中有些负荷是多余的，不良的，甚至是恶性的。以医生为例，医生每日所触接的主要是病人。病人中，有的病容满面、有的呻吟、有的大小便失禁、有的死亡。在听诊器里听到的也不是什么美妙的音乐，而是各种各样的杂音、罗音、呼吸音、肠鸣音。下班之后，在业余时间里所看的也都是些有病的书。用医学的语言来讲，以上都是不良刺激或恶性刺激，只是医生已经“适应”，反应不那么强烈罢了。不良刺激可引起许多疾病，特别是神经系统和心血管方面的疾病，如高血压、冠心病、神经衰弱和植物神经功能紊乱等。

如何消除或减弱各种不良刺激对机体的不利影响？方法是多种多样的。除每日锻炼应照常进行外，最好在星期天或休息日到公园去，到鸟语花香的世界中去，欣赏大自然的美，或者去参观名胜古迹、艺术展览，借以缓解大脑皮层的过度负荷。

5. 老年人保持良好的情绪有利于健康长寿

众所周知，愉快的心情，欢乐的情绪可使人的身心处于积极向上的状态，工作效率高，抗病力强，满面春风，容光焕发。当受惊时或激动时，交感神经处于兴奋状态，肾上腺素分泌增多，面部血管收缩，皮肤温度下降，显得没有血色，异常苍白。这说明了情绪的变化与面部皮肤有着密切的关系。长期的焦虑、终日愁眉苦脸，就会使面部皮肤憔悴与衰老，因此要锻炼自己的性格，培养宽阔的胸怀、保持欢乐愉快的良好情绪，对皮肤健康是有益的。

6. 笑有利于健康

长寿学家胡夫兰德说过，在所有使身体和精神激动的因素中，笑是最健康的，它有利于消化和循环功能，从而激发了所有器官的生命力。

有一个病孩子呼吸困难，靠特制的金属背心强迫他的胸膛一起一伏地来呼吸。有一次医生把他带到喜剧院，精彩的滑稽表演，使病孩笑得前仰后台，每次他大笑时，无需金属背心的帮助，而自己呼吸竟达40分钟之久。

有人说，大笑一场犹如做一套呼吸体操。笑，可以使肋间外肌收缩，肋骨上提胸廓前后经加大，同时肺肌收缩，胸廓变长，因而使胸廓容积变大，吸进更多的氧气。

笑，能清扫呼吸道，使呼吸通畅，呼吸深长，加快体内的气体变换。对于呼吸困难的病人来说，笑是通向正常呼吸的良好起点。

有一个美国记者得了胶原病，全身疼痛不已。医生说他没有治愈的希望，但他要活下去，他想起哪本书上看到过，悲伤会造成疾患，而高兴却有助于治疗疾病。于是，他让人搞来一些喜剧片，让护士放给他看。他发现，十分钟的大笑在他身上有镇痛效果。之后，他开始新的治疗：看电影、大笑、睡觉，取得了良好效果。

笑能消除疼痛，医生认为并不奇怪。因为很多疼痛是由于肌肉紧张造成的，或者因肌肉紧张而加剧。那些焦躁不安、精神萎靡不振的人之所以头痛，是因为头和脖子的肌肉紧张而坚硬。笑能够消除精神紧张使肌肉放松。肌肉紧张程度一缓和，疼痛也就消失。

俗话说："乐以忘忧"。笑能驱逐愁闷，散发心中的积郁。哈哈一笑，心中的烦恼、忧愁、悲观都会烟消云散。

有一病人，非常焦急不安，害怕丧命，不知如何是好。而这个病人的病情好转是在开了一次玩笑以后。医生们都有这样的经验，一旦病人出现了难得的笑容，往往说明病情已有好转。所以，有人把病人笑声称之为快乐的反应。

适当的笑是人心理和生理健康的标志；是情绪喜悦，精神舒畅的一种表现。

我国谚语"笑一笑，十年少"；"笑口常开，青春常在"。外国则有"喜悦者常健康"的说法。

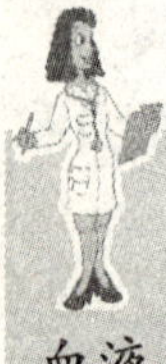

健康小贴士

情绪好和情绪不好可以产生不同的生化反应。心情愉快，血液中便增加一种有利于健康的物质；忧郁便会产生对神经组织有不良作用的另一种物质。

喜悦、欢快有益于健康与长寿，但喜笑过分，不但无益，反而有害。一位外国作家曾举出过许多由于过度愉快而引起死亡的例子：

有一个人在四周群众把他作为天才拥护的时候，他快活得死掉了。

另一个人知道了他 3 个儿子在奥林匹克运动会上都夺了锦标的

消息后，突然死去。

当一位哲学家去世前，他的侄子因为在他临终床上，找到了6万法郎，就快活得死掉了。

我国古典小说《儒林外史》中有一段叫“范进中举”，描写了屡试不第的穷书生范进，突然听到自己考中举人的喜报后，喜极发疯，奔走狂笑，患了癫狂病。

范进癫狂之后，是被打一耳光治疗好的。他平日最怕胡屠户，人们把他请来，打了一耳光，范进也就不癫狂了。这在祖国医学中叫做“以情胜情”的心理心疗。《黄帝内经·素问》说：“喜伤心、恐胜喜”。朱衰亨说：“喜伤于心者，为痫癫，以恐胜之以怒之解”。这是一种情绪激动过甚而形成的不平衡，激发另一种可以战胜它的情绪，使之平衡。

因之，像嬉笑这样一种愉快情绪的表现，虽动而有节制，于人健康和长寿是有利的；如果过动、妄动就会失去常态，影响生理机能而为病，这大约是笑的辩证法。

7. 笑对人体的益处是什么

国外专家曾把笑归结为十大好处：

（1）增加肺的呼吸功能；

（2）清洁呼吸道；

（3）抒发健康的情感；

（4）清除神经紧张现象；

（5）使肌腱放松；

（6）有助于散发多余的精力；

（7）驱散苦闷；
（8）减轻“社会束缚感”；
（9）有助于克服羞怯情绪；
（10）能乐观地对待现实。

8. 精神乐观对人体有哪些影响

现代医学科学的研究表明：一个人的精神面貌和心理状态对健康影响很大。因为人的情绪同人体内脏器官的生理变化是联系在一起的。当人心情愉快的时候，脉搏、呼吸、血压、消化液的分泌、新陈代谢等均处于平衡、相互协调的状态。在特别高兴或狂喜的时候，脉搏、呼吸增快，血压升高，消化液分泌增多，新陈代谢旺盛。而当人情绪悲伤或焦虑的时候，胃肠蠕动减弱，消化液分泌减少。人在情绪紧张、恐惧或忿怒的时候，脉搏加快，呼吸急促，血压和血糖增高，并由于末梢血管收缩而引起手脚发凉。

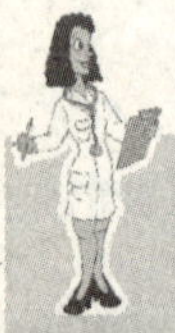

健康小贴士

近代科学发现了一条很有意义的规律：积极乐观的生活会刺激人体的适应能力，遏制疾病的发展。因此，保持乐观情绪，热爱生活，多参加力所能及的社会活动，不让自己的手和脑闲置起来，待人豁达大度，想得开，少生气既利于自己的健康，又能给别人精神上的安慰。

9. 良好的心情有益老年人长寿

人的生老病死，是生命过程的自然规律。人进入老年，要想做到高寿而不衰，就要做到保持良好的心情，采取积极的生活方式，维护身体健康。

现代医学证明：人的精神面貌和心理状态对衰老起着主导作用。有些60岁左右的人，在心理上总以为自己已经衰老了，手脚不灵了、记忆力减退了等。据统计，人类疾病的50%～80%是由于精神失调而引起的，如胃就是精神、心理活动表现最敏感的器官之一。精神愉快时，食欲旺盛，吃东西香甜，消化吸收也好；反之，食欲不振，浑身不舒服。因此，积极乐观的生活方式会刺激人体的适应能力，遏制疾病的发展。保持乐观精神，热爱生活，多参加一些力所能及的社会活动，注意控制情绪，想得开，少生气，始终积极地生活，一定有益于老年人长寿。

10. 自知其乐者能长寿

“自知其乐者高寿”是民间广为流传的格言。自知其乐是指能自己控制情绪，长期保持乐观的心情。

现代医学的研究证明，有些疾病的发生和发展，与心理、社会因素有很大关系。尤其是一些老年人的慢性疾病，如高血压、冠心病、溃疡病、支气管哮喘和糖尿病等。祖国医学认为喜、怒、忧、思、悲、恐、惊是致病的内因。现代医学指出，人体的生理活动和心理活动是在大脑统帅下的两套完整的功能，两者相互依存、互相影响，共处于一个统一的体内。经常处于心理紧张状态下的个体，往往易患高血压、溃疡病或神经衰弱。心理因素对人体活动并非总是起消极的作用，乐观、愉快和无畏的精神，还能增强人体的抗病能力，积极的情绪可以增强人体免疫防御反应的能力。

大量研究表明，精神、心理对人体健康长寿具有重要的影响。在一般情况下，方方面面都存在着各种矛盾，都可能影响到人体的心理状态。这就要求我们正确对待自己周围所出现的各种矛盾，学会自我宽慰，同时又会劝导他人。

11. 怎样学会控制自己的情绪

我们常说，心情愉快才能减少疾病。所谓心情愉快，主要指整个心理状态的稳定和平衡。而稳定平衡的心理状态，有利于保持整个机体内环境的稳定。

现代医学认为，影响人体健康的恶劣情绪，莫过于情绪紧张和由它造成的精神上的压力，最能危害人的健康。造成情绪紧张的原因可以是多方面的，社会的巨大变动，如十年浩劫所引起的社会动乱，使很多人造成精神上的严重创伤，甚至心身俱残，含恨而死。此外，还有人际关系的变化，如亲人病亡，与同事矛盾及争吵，职业的改变与失业，外境的突然改变，如地震或战争的发生，住所或饮食的变换，经济状况的剧烈起伏等等。

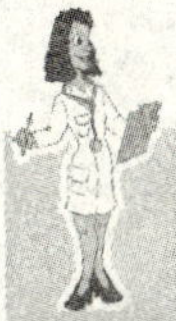

健康小贴士

情绪紧张可表现为狂喜、盛怒、哀思、惊恐等。许多事实表明，这些恶劣的情绪是导致和加重许多疾病的重要原因。有人曾对5000人进行过调查分析，他们用记分记量的办法来衡量各种紧张刺激的强度。结果表明，一个人在生活发生剧变的那段时间里，各种疾病都有所增加。还有人发现，人在丧失最亲近的亲属之后的死亡率要比年龄相似的对照组高七倍。由此看来保持情绪稳定，学会控制自己情绪变化，就格外显得重要了。

一般说来，人格特征偏于外向的人，易于情绪上的自我开脱，比较容易适应环境变化。然而，由于情绪变化较为容易，也往往会造成心境不平衡，出现情绪紊乱。人格特征偏于内向的人，则往往容易自我焦虑苦闷，陷于情绪抑郁状态而不能自拔，因而很容易由此而罹患疾病。所以外向的人，应当注意掌握自己的心境变化，多运用思维的力量来要求自己沉静、平衡，遇事冷静思考，力戒急躁。有人在案头、床边甚至于手上写下“冷静”、“沉着”的字样，经常引以自勉自戒、自律自制，收到良好的效果。内向的人，最首要的一点在于学会暴露情绪，遇有不愉快的事或者想不通的问题，早些对人讲出来，既可有助于取得他人的劝慰与帮助，又能够使情绪适当地泄散掉 部分，不至于被压抑起来。“话说破了无毒”，“哭完笑过不作病”，其原因就在于此。当然，最根本的还在于开阔心胸，加强思想意识的修养锻炼，提高自己的适应能力，完善自己的人格。

12. 戒怒能长寿

大家知道“怒伤肝”；其实何止伤肝，怒，即百姓所云之“生气”也，怒不仅伤肝，怒气填胸还会伤心，伤胃，伤脑。怒则会引起血压升高。心血管、脑血管出问题往往源于怒气。

制怒是一件不大容易的事。宋儒谢上蔡，其师问近来有何进步？谢答：“二十年治疗一个忿字，稍见好转。”可见其难。林则徐自己题匾书“制怒”二字为戒。怎样戒怒？“急人者易怒”，“责己者心宽”。凡事能想得开，能做到主客观相适应，则无怒可起。逢易怒之事，则思“人有不及”，即人各有不到之处，岂可苛为刻责？总之，身体健康，其心情总是平静镇定的。遇事恼怒是病态。所以，戒怒，是养性之大课题。

13. 退休后应怎样安排生活

“乐观者长寿”已为越来越多的人所公认。国内外不少老年医学工作者作了大量调查，发现长寿老人有一个共同特点，就是性格开朗。因此，退休者怎样在生活中保持“长乐”，与延年益寿很有关系。

如果没有很好安排，退休生活可能单调无味、沉闷，难以发现生活中的欢乐。因此，科学地安排退休后生活，则生活中处处有欢乐。兴趣是人为培养的，热爱生活的人有无限的兴趣。你面对着可爱天真的孙子、孙女，他们可以给你带来幸福和希望；你游览祖国大好河山（旅游），使你更加陶醉于可爱的祖国；你撰写有意义的人生回忆录，使你更加热爱生活；你忙碌于花草虫鱼之间，将使你身心更加健美……因此，退休后可根据自己的情况，选择一些兴趣活动，如写书、绘画、游览、听音乐等，就可在退休生活中保持“长乐”。

当然，生活中总不会事事如愿的，烦恼的事总是难免的，但解决了烦恼的问题却又带来了欢乐，“知足者常乐”也是有一定道理的。

14. 老年人七情与长寿有什么关系

中医所讲的七情，即“喜、怒、忧、思、悲、恐、惊七种情绪表现，是人对内外刺激的个人体验，是适应环境的一种能力。七情在正常情况下，可使周身筋骨舒松，气血调和，对人有益，偶有波动也不会致病。若情志波动过于激动或持续时间较长，就会成为疾病产生的重要原因。

人的情志活动，是以五脏化精气作为物质基础的。《素问·阴阳应象大论》说：“人有五脏化五气，以胜喜怒悲忧恐。”故“怒伤肝，喜伤心，思伤脾，忧伤肺，恐伤肾。”当前老年人的情志活动有以下特点。

（1）孤独感（忧）。老人离退休后，由群众生活变为个体家庭生活，或独居、或丧偶，由门庭若市变为门庭冷落，因此，自感孤独、苦恼、忧伤。久之周身不适，百病袭人。主要是对这种转变感到突然，很不习惯。

（2）垂暮感（悲）。有的老人对离退休后进入人生第三阶段认识不足，感到老了，不中用了。于是悲观失望，情绪消沉，因而食欲顿减。

（3）狭隘多疑（思）。老人居家，接触面小，偶与外界接触，常对他人察言观色，敏感多疑。如过去被自己培养提拔的干部，现在对自己不像过去那样尊重了，就感到“人走茶凉”。子女回家后对自己不够亲热了，就认为都是因为自己现在老了，不中用了等等。这些都是因为自己在脑子里反复思考、甚至整天疑神疑鬼。事事斤斤计较，心里矛盾重重，总是怨天尤人。久之劳伤心脾，摧残身体，发生疾病。

（4）烦躁易怒（怒）。老人由于社会和家庭地位的变化而不遂其愿，常发脾气。有的老人过去工作岗位上有职有权，他人常常有求于自己而对自己表示亲近；而今无职无权，人们对自己也就疏远了，严重的甚至对自己歧视讽刺。有的老人过去在家中掌握大权，家规威严；而今子女（媳妇）工作，经济独立，不受家中的束缚，甚至顶碰、吵闹。诸如此类的种种精神刺激，使老人暴怒，大动肝火，不可抑制，或郁怒，闷在心中，忧思难解，致使旧病复发，新病接踵而至。

（5）恐病惧癌（恐）。老人由于身体逐渐衰老，常有这样或那样的疾病，这本是正常现象。但有些老人却由此而扩大病痛，怕生病，尤其恐惧癌症。但实际常常是：愈怕病反而越易生病，而坦然者反而少病。离退休后，由紧张而有秩序的生活，变为松懈而散漫的生活，有的要享“清福”而不愿运动锻炼。久之自感不适，某处疼痛，于是就疑惑是否得了癌症；有的四处投医、情绪紧张、寝食不安。“思则气结”，“恐则气下”，有的人怕癌，而癌症也就真的有可能“光临”了。

（6）多言（喜）。逢节假日，家人团聚，儿孙满堂，老人高兴说话，滔滔不绝。他关心下一代的成长，总想把自己的理想，把自己传统的生活方式强加于青年头上。而子女已长大独立工作，他们要按照自己的生活方式生活，如处事待人，因而引起老人反感，甚至发生争吵，这当然会使老人生气，因而由乐转悲。久之，引来疾病。

（7）惊悸不眠（惊）。老人不寐，已属通病，常影响身心健康。由于焦虑、恐惧、忧郁、盛怒、悲哀等原因，以致用脑过度，思虑伤神”，心肾不交，或因思虑过度，心脏气血暗耗，惊悸不眠或老人肝胆阴虚易惊，致使上焦之阴气不能与下焦之阴气交合，是以不寐。因通宵不眠，会导致多种疾病发生。

以上说明了七情内伤，百病为患的根由，如高血压、冠心病、胃溃疡、结肠炎、忧郁症、神经衰弱、痴呆、耳聋、目盲及各种癌症等，大都是这种不良心理因素造成的。这应当引起老年人的百倍警惕和十分注意，妥善处之，才能健康长寿，安度晚年。

15. 中年人要培养良好心理状态才能延年益寿

中年人，可能随着身体的衰老，体弱多病或因长期的夜以继日，埋头工作，而积劳成疾。身患各种慢性病，如高血压、冠心病、肺心病、溃疡病、慢性肝炎等。长期在疾病的折磨下，会对疾病治疗丧失信心、易滋生焦虑和忧郁情绪。尤其是对患有预后欠佳的疾病的中年人，更容易产生各种不愉快的情绪，而缺乏安全感。他们考虑较多，思想压力较大，常担心所患疾病会发生不幸的意外，担心自己不能继续工作，担心今后子女的抚养及全家生活的安排等等。由于上述各种各样的思想矛盾不能得到正确对待和处理，随着悲观、失望、忧郁情绪加重，其躯体健康状况亦日趋恶化。事实上，在中年人中间因身体不适或躯体疾病而背上包袱，滋生焦虑，自卑，丧失信心的情绪并非少见。因此，中年人要特别注重心理修养，防止身心疾病的发生。

16. 正确对待人生有利于健康

谚云“人生不如意事十之八九”。欧洲人也有“人生好比剥洋葱，一面剥一面淌眼泪”的说法。这种悲哀的论断似乎由来已久。但大多数人的一生是否的确如此，却是值得我们认真探讨一下的。

首先我们要认识人类这个生物，在地球上已有两三百万年历史，生生不息，繁衍昌盛，早已成为凌驾于本星球其他生物之上的主宰者。能有此成就的重要原因之一，就是他永远不会满足于现状。说得好听一点，就是抱有许多理想，这些理想或大或小，或远或近，圆满完成了，又有新的产生；失败了，或者忍痛抛弃，换个别的，或者执著追求，至死不休。这样一来，摆在一个人面前的就永远是“尚未成功，仍须努力”的心事牵挂；随时都是一堆目前未能如意，将来也还不一定能如意的理想。久而久之，笼统的印象难免就是“不如意事十之八九”了。但如果认真记录，拿出数据来，如意事与不如意事究竟各占几分之几，那倒也不一定支持这个“十之八九”的比例。不幸的是我们人类的情感活动和记忆再现功能，特别偏重于不如意事。像王国维在《人间词话》中所说的“欢愉之辞难工，愁苦之言易巧”。因而当我们在回顾往事的时候，对那些不如意事便记忆犹新，有痛定思痛、痛何如哉的感受。但对欢乐如意之事，则常是高兴一阵子，过后就丢在一边，即便想起来，也不会唤起当时那样的兴高采烈了。与一位亲人的生离死别，会让你痛苦终日，但“洞房花烛夜，金榜题名时”的喜悦庆幸，几年之后又能触发你多少激情呢？这是人类心理活动的天性使然，我们都应该有这种科学的自知之明。

其次，人生经历中有不如意事，也有如意事，追求理想是与生俱来的本性，也是促使人类进步和个人成功的动力。所有理想难以百分之百地全数实现是必然的事，岂能尽如人意？总的来说，不如意事难以避免，不可由于愁苦之事对我们精神上的影响深刻长久，而笼统地执著于“人生不如意事之十之八九”的悲观论断。多去想想曾让人高兴的成功往事，能鼓舞我们对未来的信心，对心理健康也是大有好处的。

17. 要重视心理养生

祖国的传统医学对养生有很多论述，尤其是心理养生。

所谓心理养生，是指从精神状态上达到长寿健康。人类已经发现，心理活动与生理功能之间的关系密切。如心情好时，生理功能就处于最佳状态，办事效率高，也容易出成果。而心情不好时，生理功能就明显下降，工作效率不高，极易发生问题或出现事故。如果情绪总处于压抑状态，天长日久，则会积怨成疾。

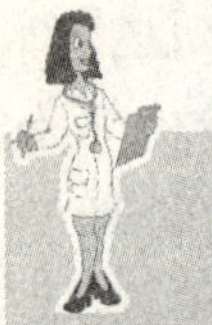

健康小贴士

临床医学证明，态度好的人，比刻薄吝啬的人长寿和健康。幸福的爱情则令体内分泌一种有益健康的物质。爱唱歌吟诗作画的人寿命较长，淡泊名利的人会健康，宽宏大量的人极少生病。由此可见，一个人的道德观、价值观和人生观与心理养生有着紧密的关系。所以，心理养生的核心问题是乐观向上。为了健康长寿，我们应注重心理养生。

18. 心理健康与社会进步有关

社会是众多个体以各种社会关系组成的群体，每一个人都是社会的分子或细胞。个人身心健康，积极进取，不断发展，社会才能稳定、进步。因此，心理健康对社会发展有着非常重要的意义。

社会是一个比较抽象的概念，不容易理解。我们就拿一个集体来说明心理健康的意义。生活中有很多形式的集体，如班组、科室、班级、家庭等等，如果一个集体中大部分成员都乐观向上，自我发展，人格健全，有健康的心理状态，那么这个集体就会有和谐的人际关系，积极的工作氛围，较高的工作效率，就会取得比其他集体更大的成就，创造更多的财富，获得更大的社会认可；同时，这个集体中就矛盾较少，稳定而安宁。相反，集体中成员心理不健康，就会冲突多而内耗大，影响这个集体的稳定与发展。

心理不健康是许多社会问题的原因之一。近些年来，我国的卖淫漂娼，吸毒赌博等社会问题屡禁不止，这些现象除了有其深刻的社会历史原因之外，参与其中的人贪图享乐、缺乏追求、丧失自控、侥幸投机等不健康心理也难脱干系。一些地方迷信盛行，邪教泛滥，给社会安定团结造成很大影响，给个人造成人身伤害和财产损失。这些人信奉虚无飘渺的天国来世，言谈举止怪异，不能与周围环境协调一致，这不正是心理与环境不统一的表现吗？这些人的不健康心理导致了种种社会问题，结果是害人害己，阻碍社会发展。

犯罪是社会的的毒瘤，是以危害他人或集体的人身财产安全为主要内容的行为。犯罪行为扰乱社会秩序，影响社会安定，尽管有繁多的法律制约和强大的国家机器，但不论古今中外，法治人治，犯罪行为从来都没有销声匿迹。犯罪心理学研究发现，犯罪行为与人的不健康心理有密切关系。例如 1872 年德国精神病学家 K・埃宾出版了世界上第一本以犯罪心理学为内容的著作《犯罪心理学纲要》，书中主要从精神病态角度研究犯罪的人。1936 年美国精神病学家 W・希利通过对少年违法犯罪的研究，发现犯罪行为是由情绪障碍引起的，认为犯罪行为是“不能得到满足的愿望与欲求的表现”。德国精神病学家 K・施奈德也提出人格异常与犯罪行为有一定关系。

一些心理卫生专家还撰文指出，心理健康与社会主义精神文明建设密切相关，是精神文明的组成部分。我国社会主义精神文明建设的基本内容是思想道德建设和教育科学文化建设。科学文化体现了人的学识水平，而思想道德则由人的认识、情感、行为体现出来，对自己与环境的准确认识，良好的情绪和恰当的行为是精神文明的要求，也是心理健康的要求。通过心理健康教育，可以减少社会问题，促进精神文明建设，有利社会发展。

19. 怎样培养积极的心态

一个人有没有积极的心态至关重要。那么，如何去培养积极的心态、追求卓越的人生呢？专家们的建议如下。

热情。很难想象一个人没有热情，能把他的工作做好。尽量喜欢你所从事的工作，赋予工作以积极意义，从而领略到做好一件工作时那种自然的愉快感和成就感。

自信。信心是一切行动的源泉，在内心树立坚定不移的信心：我一定能行！同时，对自己有一个正确的评价，敢于正视自己的不足，做到不卑不亢，从而驱使自己不断成长。

包容心。海纳百川，有容乃大。包容会使人的心境宽广、胸怀坦荡，从而心态也就积极起来。

洞察力。在工作和生活中，不仅要向远处看，同时又不要忽视近处。积极心态者在挫折中吸取教训，并从中看到未来向上的发展趋势。毛泽东的“星星之火，可以燎原”，是非凡洞察力的典范。“横看成岭侧成峰，远近高低各不同。”换一个角度、换一种方法看问题，是培养积极心态的主旨。

善于提问。有什么样的问题，就会产生什么样的答案，善于提出好的问题，就会得到相应好的结果。面对困难时，一种人说：“我有一个难题，那是很可怕的。”另一种人说：“我有一个问题，那是很好的。”如果一个人能抓住问题尚未显露出真相的好机会，洞察它并寻求解决之道，那么他就是一个懂得积极心态意义的人。凡事善于从好的一面提问，并抱着学习、成长、提高自己的态度去对待它，你的心境就会宽广如海、轻松舒畅。

行动。一个人建功立业的秘诀就是行动。行动也是培养良好积极心态的妙法。成功必须不断地付诸行动。播下一个好的行动，你将收获一种好的习惯；播下一个好的习惯，你将收获一种好的性格；播下一个好的性格，你将收获一种好的命运。

希望。永远让自己充满希望，这是让我们保持一颗年轻、积极、乐观的心的根源。希望使我们有勇气去面对一切艰难险阻；希望使我们永远保持活力，去实现心中的目标。

反省。“金无足赤，人无完人。”一个人应能接受别人的批评，化阻力为动力，从而激励自己把事情做得更好。

与思想积极的人交往。俗话说“近朱者赤，近墨者黑”。我们应多与那些有干劲、态度积极开朗、处事练达的人交朋友。这样，必然会使自己也对生活抱积极的态度；否则，你整天与萎靡不振的人在一起，怎么能积极地对待生活呢?

20. 怎样保持心理平衡

良性心理对人体健康能起到任何药物所不能替代的作用；劣性心理对身体健康的损害则不亚于任何病原体。因此，保持心理平衡对身体健康乃至延年益寿，都至关重要。那么，如何在生活中保持心理平衡呢?

不要对自己过分苛求。每个人都有自己的抱负，有些人把自己的抱负定得太高，根本非能力所及，于是终日郁郁不得志。认为自己倒运，这无疑是自寻烦恼。有些人做事吹毛求疵，往往因为小小的瑕疵而自责。其结果受害者还是自己。为了避免挫折感，当然应该把目标和要求定在自己的能力范围之内，并要懂得欣赏自己已得的成就，这样，自然就会心情舒畅了。

对他人期望不要过高。很多人把希望寄托在他人身上。尤其是妻子希望丈夫、父母期望子女成龙，假如对方达不到自己的要求，便会大失所望。其实，每个人都有自己的思想、优点和缺点，何必要求别人迎合自己的期望呢？要求别人完全迎合自己，既不现实，也不合理，其结果只能是自寻烦恼。

疏导自己的愤怒情绪。当我们勃然大怒时，很多错事或失态的事都会做出来，与其事后后悔，不如事前加以自制，把愤怒发泄于另一方面，如打球和唱歌上。如果你功力深厚，可以利用一下阿Q精神，遇到倒彩时把它当喝彩，遇到咒骂时把它当唱歌，抱着笑骂由人的态度，愤怒情绪自然就可抛于九霄云外。

偶然也要屈服。一个做大事的人，处事要从大处看；只有一些无见识的人，才会向小处钻。因此，只要大前提不受影响，在小处，有时亦无须过分坚持，以减少自己的烦恼。

善于转换环境。当生活中受到挫折时，不妨暂时将烦恼放下，去做你喜欢做的事，如运动、睡眠和看电影等等。等到了心境平静时，再重新面对自己的难题。

找人倾诉自己的烦恼。把所有的抑郁和不快埋藏在心底，只会使自己郁郁寡欢、烦闷沮丧。如果将内心烦恼告诉你的亲人、朋友或师长，心情往往顿感舒畅。

为别人做点事。助人为快乐之本。帮助别人，不单使自己忘却烦恼，而且还可确定自己存在的价值，更可以获得珍贵的友谊，这何乐而不为呢。

在一段时间内只做一件事。心理学家发现，构成忧思、精神崩溃等心理疾病的主要原因，是因为患者面对很多急需处理的事情，精神压力太大而引起。因此，要尽力减少自己的精神负担。减少精神负担的最好做法，就是不要同时进行一件以上的事，以免弄得心力俱废而效果又不好。

不要处处与人竞争。有些人心理不平衡，完全是因为他们处处以人作为竞争对象，使得自己经常处于紧张状态所造成的。其实，人间相处，应该以和为贵，只要你不把人家看做“对手”，人家也不一定与你为敌。

对人表示善意。我们之所以经常被人排斥，是因为人家对我们有戒心。如果在适当的时候，表现自己的善意，多交朋友，少树敌人，心境自然会平静。

适当娱乐。这是消除心理压力的最好方法。娱乐的方式和内容并不太重要，重要的是要达到心情舒畅。

21. 什么样的心态最能保护健康

医学专家和心理学家们最近研究表明，下述 8 种精神状态与心理特征将有助于保护你的健康，使你免受疾病的侵袭。

保持乐观情绪。不论遇到多大的困难，身处何等逆境，始终都要保持乐观的情绪，这有助于增强机体免疫力。

富有挑战精神。一个人在面对困难和身处逆境时，要保持毫不退缩、勇于进取的挑战精神，这种精神可以帮助你战胜疾病。有人调查了 100 名健康的事业成功者，发现他们除了具有良好的健康习惯如不抽烟、低脂饮食和适度运动之外，他们的共同特点是：能将任何一种压力都看成是一种挑战。如当一个人写字的手受伤后，有人将它看成是一个灾难，因而产生了抑郁心情，使疾病难以痊愈；反之，有的人却能将它看成是一种锻炼双手都能写字的机会，百折不挠、坚持训练。这就是挑战精神的体现，其结果是动员了体内的免疫系统，它能帮助你尽快恢复手的功能。

有强烈的责任感。人生活在社会中，对于事业、家庭有一种天然的责任感。有责任感的人，同样对待疾病也会常持积极的态度，如多方听取医生的意见，积极配合医生治疗，并能消除自身的紧张情绪，尽力避免出现各种并发症等。有人对乳腺癌和黑色素瘤患者的观察发现，持上述积极合作态度的患者，其生存率较高。

能抛弃怨恨。怨恨和愤怒是危害健康的大敌。怀有这种怨恨心理的人，情绪波动较大，常表现为不停地指责别人，不是整天抱怨，就是认为自己被欺骗，甚至对人怀有敌意。经常保持这种心情的人特别容易患心脏病。

善于宣泄自己的感情。不善于用“我很难过”、“我很忧伤”等语言来表达自己感情的人，容易患病，而压抑愤怒对机体也同样有害。伤心的人痛哭一场后，常会感到舒畅，心里好受多了，这就是宣泄感情的意义。

富有幽默感。拥有爱心的人常常不少人可能都有过这种经历，愤怒和忧虑会在一个善意的笑话之后烟消云散。有人称幽默是“特效紧张消除法”，是健康人格的重要标志。许多健康的事业成功者，都具有这种非同寻常的幽默感。

拥有一份爱心。拥有爱心的人常常会考虑尽可能多给予他人以帮助，而不仅仅是自我尽情享受。这样做不仅使我们生活的这个世界变得更美好，而且会更有助于自己的身心健康。损人往往不能利己，乐于助人的人往往更长寿。

能广交朋友。能拥有一个温馨的家和众多亲朋好友，这是人生一大乐事，对自身和健康也是十分重要的。相反，孤家寡人的性格对健康十分有害。一项对心肌梗死患者的调查表明，没有朋友可以倾诉心曲的患者，比至少有两个以上知心朋友的患者死亡率要高得多。

你如果还不具备以上这几项精神状态和心理特征的话，请不必失望，只要自己勇于去改变自己，向着这些方面努力，也是能够逐步达到健康和快乐的。

22. 心理保健有哪些方法

返老还童法。经常回忆童年趣事，拜访青少年时期的朋友和同学、老师、母校；有机会就去游访童年时的旧居、旧址、家乡，故地重游，旧事重提，仿佛你又回到童年时代。

精神胜利法。不要服输，始终保持旺盛精力，遇到挫折失败不灰心丧气，而是寻找原因，研究对策，更加信心百倍地去战胜、完成它。

追踪想象法。读书、看电影、看电视或听人讲话，要专心致志，并随之追踪想象。书中介绍巴黎，你仿佛也在巴黎大街上漫步；电影放映泰山风光，你仿佛也在观日出……

异想实践法。听音乐，你就是演奏家；观舞蹈，你就是舞蹈者；你要极力把自己想象成为实践者，摆脱观赏者的地位，要做主人，不做客人。

巧思创新法。不要空伤力气，不要因循守旧。要尽量省时、省力、节约。想出新的方法来解决各类问题，这可以培养你的创造力。

永不满足法。对知识的获取永不满足，每天的工作表要排满，使自己的生活充实而丰富。

扩大交际法。广交朋友，乐意为大家办好事，做一个社交家、“外交大使”。这对心理健康大为有益。

众采博集法。要有广泛的兴趣，喜欢钓鱼、养花、书法、绘画以及收集各种物品，总之，要“闲不住”，常动手动脑。

平心静气法。遇到不愉快、生气的事，不要发脾气或急于行事，要先平心静气 10 分钟，还不行，就延长时间；再不行，就睡一夜后再处理此事。这样，会使你的心理状态大有好转。

积极探奇法。对新鲜的、奇特的、求知的事物，要喜欢它、接近它、研究它、掌握它。

23. 中医认为形神合一有利于养生

“形神合一”是指形体与精神的结合，也可以说是形态和机能的统一。形指形体，包括人体的脏腑、皮肉、筋骨、脉络及充盈其间的精血。形是一切生命活动之神宅。神指人体的精神思维活动，包括神、魂、意、志、虚、智等。神是生命活动之主。形与神的关系，如同魏晋时期著名养生家嵇康所说：“形恃神以立，神需形以存”。所以，必须用调形养神的方法，使形神合一。根据中医学的理论，维持形神合一的主要器官是心主神明。《素问·灵兰秘典》说：“凡心者，君主之官，神明出焉，故主明则下安，以此养生则寿。生不明十二官危，使道闭塞而不通，形乃大伤，以此养生则殃”。根据中医学的整体观念，人体要保持内环境脏腑间阴阳平衡，就必须互相协调，不能有偏胜和分离。这种平衡主要是通过心的调节作用来实现。所以说，神明则形安，这是中医养生的重要原则。这也是与现代医学强调生理和心理健康相统一的观点。

24. 紧张忙碌的人易长寿

美国一项新的研究表明，世界上最忙最紧张的名人们，通常要比普通人的寿命高出许多。美国的心理学博士雷米曾经发现，外出工作的妇女，要比家庭妇女发病率低。从而得出结论：勤奋工作有益健康。

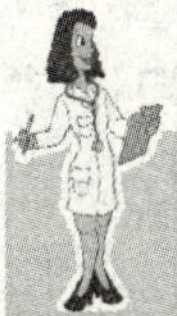

健康小贴士

我国传统的长寿养生学认为："劳其行者长年，安其乐者短命。"这就是说，无论是体力劳动还是脑力劳动，能促进生命的运动，所以，能够长寿；而安于现状，不思进取，整天游游逛逛，无所事事，对身体并没有好处。

那么，为什么紧张忙碌的老年人会长寿呢？

这是因为，一是工作可以排除人们的孤独和忧郁感。在日常生活中，当老年人感到无聊时，不是感到快乐，而是觉得烦恼和孤单，不利于健康长寿；二是忙忙碌碌的老年人，是最快活的人。许多热爱事业，获得成就的人，常常会觉得最快乐的时光，往往是在艰苦的工作中度过；三是工作使现实人与生活之间架起了桥梁。无论是外出工作，还是参加家庭劳动，在工作的过程中，老年人能与社会广泛接触，参加集体活动，得到友谊、温暖和真诚。这对于身心健康有益处，不容易使人患病；四是工作繁忙使人与社会接触广泛，在参与集体活动中，人们会得到友谊和温暖，这对身心健康非常有利；五是就多数人而言，忙碌可以体现一个人的社会价值，使人获得充实感和欣慰感。当你站立几个小时成功地做完一例手术时；当你夜以继日地忙了几天，圆满地结束了一次实验时；当你跋山涉水，深入城乡，忙了几个月，拍完一部电视片时；当你呕心沥血，笔不停挥，忙了几年，终于写完一部长篇小说时……你的心情如何呢？你不感到成功的喜悦和无限欣慰吗？紧张忙碌后取得收获之时，往往是一个人最快乐之时。心理上的满足，能增强进取心和自信心，促进生理健康。因此，工作越勤奋，心情越舒畅，精神越振奋，身体就越健康，自然会延年益寿。忙，不仅体现了对人民的贡献，同时也是一种心理上的自我锻炼。

据说，英国有个山区的农民，活到152岁时，仍然精神矍铄，砍柴种地，步履稳健，是远近闻名的老寿星。当英国女王得知这位高寿的寿星时，把他请到皇宫里奉为上宾。结果，不到两个月这位老寿星就死在皇宫。解剖发现，他的四肢和内脏还没有衰老，死亡的原因却是过多的脂肪堵塞了血管。看来，这位老寿星是因为经常劳动才得以长寿的，又因为失去劳动而提早去世的。

原全国政协副主席、著名数学家苏步青，就是个非常忙的人。他80岁后，才从复旦大学校长位置上退下来，但仍然闲不住，继续参政议政，著书立说，出版文集诗集，并且主动要求办了三期中学数学教师培训班，其忙可想而知。他还有个令人敬佩的主张，叫“抓零头布时间”，即“零头布”照样可以做衣裳，“零碎时间”集中起来也能办成好事。有一年他到北京参加政协会议，利用开会间隙写了一篇两万多字的学术论文。忙碌的苏老享年百龄。

当然，我们说“忙”有好处，并不否定“闲”，忙与闲是辩证的统一。我们不是常说“忙里偷闲”、“劳逸结合”吗？适当休息是必要的，而那种精神空虚，无所事事的人，必然会感到孤单，产生烦恼，显然对健康不利。

25. 保持快乐心情的人易长寿

天伦乐。夫妻互敬互爱，姊妹手足情深，妯娌和睦相处，儿女孝顺父母，长辈关心晚辈，经常让自己的小天地充满温馨。

运动乐。若要健，天天练，运动是健康的源泉；年轻跳蹦蹦，到老没病痛；身体锻炼好，八十不服老。

聊天乐。有选择地与人聊天是一种积极的休息方式。聊天中，古今中外，天南地北，天下大事，社会趣闻，无所不谈，往往能得到书本上得不到的东西。一席倾吐，还可减轻烦恼，达到心理平衡。

互助乐。我为人人，人人为我。一人有难大家帮，一家有事百家忙；我帮别人要忘却，别人帮我记心上。

宽容乐。人人有秉性，个个有脾气，为人处事要严于律己，宽以待人，经常保持心情乐观。

忍让乐。“气能一忍，方可过得无忧。”加强道德修养，学会理智处理，在非原则面前，坚持“忍让哲学”。

忘年乐。莫想老，常思少，人老心不老，衣着老来俏。多与青年人交朋友，萌发童心有奇效。

学习乐。知识是社会的宝贵财富，是人的精神食粮。多看书、常读书，既增见识、长才干，又驱寂寞、益身心。

劳动乐。适度的体力劳动，可使五脏功能得到锻炼，延缓衰老。

知足常乐。名不贪，利不贪，贫也安然，富也安然，豁达乐观、体健神全。

26. 糊涂的人易长寿

清代著名诗人、书画家郑板桥曾写过一个条幅：“难得糊涂”，条幅下面还有一段小字：“聪明难、糊涂难，由聪明转入糊涂更难……”这里所讲的“糊涂”二字，是指心理上的一种自我修养，意在劝人明白事理，胸怀开阔，宽以待人。

从“难得糊涂”四字粗看，则是避世之辞。但是，从长寿文化的内涵上看，它包括了养生文化、人生哲理、处世之道等方面的内容。

常言道：“大事清楚，小事糊涂”。即指对原则性问题要清楚，处事一定要有准则性，对生活中非原则性的小事，不必认真，不要斤斤计较。

在日常生活中，老年人对一些非原则性的问题不必多问，对家事装糊涂，尤其是女人家的事，不插嘴，不表态。对不中听的话，或看不惯的事，可以装作没听见、没看见，做到随耳听、随眼看、随脑忘。这种“小事糊涂”的做法，不仅是处世的一种态度，也是健康长寿的秘诀之一。

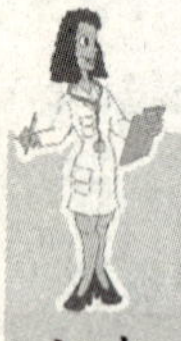

健康小贴士

现代医学研究表明，老年人如果经常处于烦恼忧愁的漩涡之中，会频频激发肌体的“应激反应”，不仅会加速人的衰老，而且会引起高血压、消化性溃疡等疾病。小事“糊涂”些，可以避免矛盾发生，使紧张的气氛变得轻松、活泼。

一个人步入暮年，随着年龄的增大，人体的运动器官和生理机能的老化，则是不可避免的。面对这些正常的生理老化症状，如果成天忧心忡忡，疑神疑鬼，不良的情绪，只能加重病情。反之，糊里糊涂过日子，“饭吃3碗，闲事少管”，遇到不愉快的事情，想得开、放得下，总向好处想，不放在心上，苦中求乐，从祸中求福，交些“书友”、“票友”、“棋友”，这是消遣时光、排遣孤寂的良方。总之，老人生活不要过于认真，更不要离群索居、自命清高、与世隔绝，这无异于是自我摧残。宋代大诗人陆游85岁高龄时留有诗句：“不是暮年能耐病，道人本来心体宽。”倘无“难得糊涂”，凡事斤斤计较、耿耿于怀，岂能“心体宽”？

一些老人退休后，随着社会大舞台主角的退位，在家庭小舞台上也不再是主角，由此容易产生浮躁、生气、过激、冲动等不良情绪。大量的研究证明，老年人的性格改变，与身患疾病，如老年痴呆、脑血管病以及精神遭受打击及人际关系紧张、家庭不和、丧偶等有直接的关系。因此，在有些事情上，对老年人来说，最切合实际的做法是“难得糊涂”。

“枕上愁烦多发病，床上欢笑胜寻医”，白居易这两句诗委实是健康长寿的座右铭。在日常生活中，老年人糊涂一些，能保持良好的心理情绪，使心理保持平衡，有利于长寿养生。

江泽民同志过去访美，曾专程去拜谒他的老师。这位鹤发老人一时成了新闻人物，有媒体报道，这位95岁的老人说了两点长寿秘诀：第一，糊里糊涂地过；第二，太太好。这为“老人糊涂益长寿”提供了一个典型的例证。

一个人步入暮年，生理机能的老化是不可避免的，面对这些正常的生理老化症状，倘若成天忧心忡忡，疑神疑鬼，不良的情绪只能加重病情。

人到老年最好糊涂一些，不求辉煌，只求坦荡；不求认真，只求潇洒；不求回报，只求补偿。总之，对那些失而不再、所剩无几的光阴，应多一些珍惜，多留些时间给自己。生，有滋有味；死，无牵无挂。老人还是“难得糊涂”为好。

27. 寻找快乐的人长寿

现代社会，竞争激烈，压力沉重，烦恼多多，劳心伤体。可若能在艰难困苦中学会“找乐儿”，时时刻刻让快乐点缀在生活中、工作中、学习中，定会受益匪浅！

“找乐儿”其实人人可以做到。在紧张工作之余，去打打保龄球，放松一下疲惫的身心；在辅导学生高考之时，抽点时间逗逗窗外树枝上的小鸟；在与疾病作殊死搏斗的间隙，不妨想些儿时的趣事；在失恋的煎熬中，去网上畅游一番等等。

摸彩、唱歌、垂钓、旅游、弹琴、绘画、读报、游戏、写作、辩论等也是“找乐儿”。

学会找乐趣，才能在失败中尽快爬起，在失意中尽早觉醒，在不幸中把握住自我，在黑暗中看到光明。

学会“找乐儿”，方能让烦恼走开，让苦涩远离，让负担锐减，让身心安康！

但快乐取决于自己的感受。爱默生说：“生活的乐趣取决于生活者本身。”是的，那些随遇而安，随遇而乐，不专门去追求快乐的人，便是最快乐的。一个人思虑太多，就会失去做人的乐趣。兰布里奇说：“两个人同时从一个栅栏里往外看去，一个人看到的是泥土，另一个人看到的却是繁星。”要是人人都能看到繁星就好了。

第六章 饮食与长寿

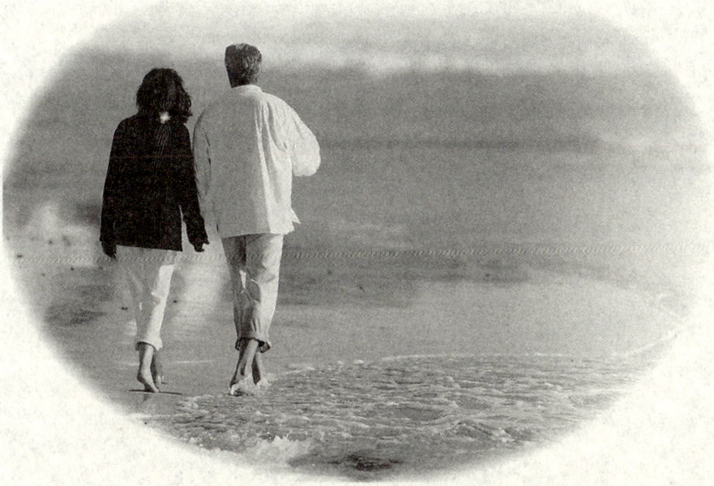

1. 老年人饮食“八宜八忌”是什么

（1）宜少忌多。饭宜少吃多餐，最忌暴饮暴食。饮食过多，会使胃肠发生急性扩张，引起胃肠消化吸收功能紊乱。国外研究表明，少吃多餐是防止肥胖症发生的好方法。

（2）宜素忌荤。新鲜蔬菜富含人体必需的多种维生素、无机盐等。荤腥食物不易多吃，以免冠心病、高血压等病的发生。

（3）宜软忌硬。人到老年，牙齿容易松动，消化功能渐趋低下，因此，食物宜切碎煮烂，蔬菜宜食嫩叶，最忌进食过干、过硬和油炸、油腻食物。

（4）宜淡忌咸。老年人不可吃过咸食物，以免引起水肿和加重心脏、肾脏负担。

（5）宜茶忌烟。老年人适当饮茶能增强血管柔软性、弹性和渗透性，有利于预防高血压、高脂血症的发生。饮茶还可以消除疲劳，振作精神，改善循环系统的机能，但不宜饮浓茶。老年人吸烟不仅能引起咽喉、支气管等器官的慢性炎症，而且能导致肺癌等多种癌症，故应力戒！

（6）宜广忌偏。老年人饮食应多样化。合理搭配食物，有利于营养素的互相补充。还应注意吃些含铁与钙的食物，因为铁是合成血红蛋白的主要成分；而缺钙则易发生骨骼脱钙和骨质疏松。

（7）宜热忌寒。老年人身体属阴虚，饮食宜热，可暖胃养身。尤其是寒冷的冬天，切忌食用冷凉食。

（8）宜鲜忌陈。老年人抵抗力差，消化腺分泌机能减退，胃肠蠕动弱，若食品不新鲜，食后容易造成消化吸收不良。

2. 合理的膳食会延长人的寿命

日本东北大学名誉教授近藤正二研究了日本人长寿在饮食方面的原因，得出了如下结论。

（1）长寿地区往往是大豆或鱼类供应充裕的地方，特别是食用保留内脏的小鱼，有极明显的高寿倾向；无鱼而高寿的地方，则几乎都吃大豆。

（2）长寿者大都喜欢多吃蔬菜，尤其是胡萝卜和南瓜。

（3）常吃海藻、海带的人，脑中风者少，长寿者多。岩年、秋田、青森的绝大多数地区都是山区，脑中风者很多，是出名的短寿区。可是秋田地区的男鹿半岛，岩年地区的宫古和釜石，由于靠海，居民们常吃海藻、海带，却成了出名的长寿区。

盐吃得过多而蔬菜吃得少的地方，是短寿区。特别是年轻人易死于心脏病。

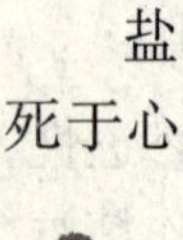

健康小贴士

显然，很多饮食都和寿命有关。过去希腊人以脑中风和心肌梗塞少而闻名，除了因为他们吃的食用油是富含不饱和脂肪酸的橄榄油外，还充分地摄取了以大豆为主的富含植物蛋白质的食物，也是很重要的原因。

请记住：合理的膳食，会大大延长您的寿命。

3. 老年人进餐时应注意些什么

忌吃得过饱。进食过量，超过了胃肠道的消化能力，时间长了，致使胃功能下降。

忌吃得太快。吃饭太快，唾液不能充分和食物混合，不利于消化。

忌分神。吃饭时不要看书报或高声谈笑。否则，消化器官获得的血液会相对减少。

忌汤泡饭。泡过的饭或食物，会冲淡胃液，如再不加咀嚼吞咽进肚里，更难消化。

忌吃烫饭。吃烫饭容易使口腔、食道、胃黏膜烫伤和引起炎症。时间长了，还可能引起食道和胃的癌变。

忌挑食。人对营养的需要是多方面的，长期食用一种食品，会造成不同程度的营养缺乏。

忌饭前大量喝水。这会加重胃肠的负担，冲淡胃液，影响消化。

忌轻视早餐。早餐吃得太少或不吃，会造成消耗超过储存。久之，会出现头晕、心慌、记忆力减退等症状。

4. “早吃好，午吃饱，晚吃少”有益健康长寿

早餐与身体健康的关系很重要。人从晚上到第二天早上，中间

经过十多个小时没有进餐，这时血液中的糖虽然还能维持在80%～120%毫克的正常水平，但如果早餐饮食不好或不用早餐，再继续一上午的工作和学习，一方面脑力和体力很难支持，另一方面还可出现血糖过低现象。如果血糖降低70%毫克以下，就会感到肌肠辘辘，头晕无力。天长日久就会感觉营养不足，贫血等。再者，由于早餐不足，到中午时胃内早已排空，有的人往往饥不择食，狼吞虎咽，饭量突增，饥饱不均，结果容易造成胃肠患病。所以，早餐一定要吃好，注意多食一点含蛋白质较高的食物，如豆制品、花生米、牛奶、鸡蛋等。

到了中午，早餐摄入的热量已被上午的活动基本消耗掉，因此，又必须进食补充足够的营养物质，以维持下午的工作和学习。据了解一般家庭对午餐的安排都较适当，但晚餐不合理则比较普遍，很值得注意。

晚饭过量特别是吃油腻食物，不但不能给身体提供营养，而且容易导致各种疾病。个别严重者甚至可能在夜间诱发急性坏死型胰腺炎、急性心肌梗塞等，危及生命。

5. 老年人节制食糖有利于长寿

糖在人体内和氧发生作用，变成二氧化碳和水，同时释放出能量。正常情况下，人体所需能量的70%是由糖提供的。此外，糖类也是组成细胞不可缺少的成分。

糖类包括淀粉、糖原、麦芽糖、蔗糖、乳糖、葡萄糖等。一般来说，从粮食等食物中就可以得到人体所需要的糖，不必另外补充。如吃糖过多，反而对自身有害，尤其是老年人，更应节制食糖。

由于老年人体力活动相对减少，胰腺功能降低，糖代谢率较年轻人为低。如吃糖过多，就会促进肝脏合成脂类，使血液中的中性脂肪增多，这会加速老年人血管硬化，甚至可能成为发生心肌梗塞和脑血栓的诱因。

老年人骨质中的钙的排出增多，吸收减少。糖是酸性食物，如果吃糖过多，人体为了维持生理上的酸碱平衡，就要用骨骼中的碱性物质来中和，从而引起骨骼脱钙及骨质疏松症，容易发生骨折。吃糖过多，还会导致酸血症、神经衰弱、便秘、肩上肌肉僵硬、背疼等疾病。糖还容易使人发胖，诱发老年糖尿病。

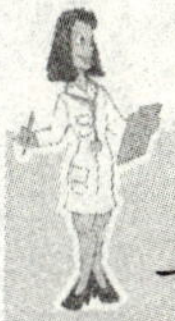

健康小贴士

一些科学家通过大量的试验发现，多吃砂糖会减弱人体白血球抵御外界病毒进攻的能力。

医学家们认为，老年人需要的糖应以谷类中摄取为主，而对食糖的摄入量应严格控制，一般不应超过全部糖类热量的10%。

6. 老年人节制饮食可延年益寿

老年人适当节制饮食可延年益寿，古今中外专家对此都有论述。我国医学经典著作《内经》一书中说：“饮食有节，起居有常。不妄作劳故能形与神俱，而尽终其天年，度百岁乃去”。周代医学家敖英在《东谷赘言》一书中说：“多食之人有五患，一者大便数，二者小便数，三者扰睡眠，四者身重不堪修养，五者多患食不消化。”宋代养生学家娄居中说：“若贪生血饱，淤寒难消，徒积暗伤，以召疾患。”这些都说明饮食要有节制，如果过量，则有损健康。所以，美国生理学家卡尔迈在《人类长寿的秘诀》一文中则告诫人们：“切勿饮食过量。”

生活中的大量事实也完全证明了以上论述的正确。据英国人寿保险公司的大量资料统计，因为饮食而超重的人，其寿命比正常人短3.6岁~15.1岁。另有一项研究资料，国内外90岁以上的老年人中，竟有77%以上有节食习惯。有疗养院将60岁以上节食与饱食组进行了为期3年的对比，结果节食组的总患病日数为123天，死亡6人；而饱食组的总患病日数为219天，死亡13人，几乎均高出节食组的1倍。

节制饮食为什么能够延年益寿呢？这是因为老年人的体力活动减少，新陈代谢水平降低，所需的营养消耗也就相对应减少。如果饮食不加节减，就会营养过剩，形成肥胖，进而罹患心脏病、脑血管病、糖尿病、慢性肾炎、肿瘤等疾病。

专家们对此还从生理学角度进行了研究。美国一位著名老年问题及遗传学专家研究认为，节制饮食可有效地调整与衰老有关的细胞膜的退化，保护细胞膜的结构，同时能很好地保持许多能消除自由基的细胞酶和一些还原剂。而这种抗氧化的作用是一种稳定内环境的措施，能使细胞继续保持其旺盛的生理功能，因而可防止许多因年龄增长而发生的相关疾病。

那么老年人节制饮食应当怎样掌握呢？这要根据不同人的具体情况，如年龄大小、体力活动程度、体质健康状况等而定。一般来讲，每日从膳食中摄入的热量应比正常人低10%~20%。70岁以上的老年人则更要少一些。所需热量的获得，则应注意食物中各种营养成分的搭配，不要偏食，粗细粮适应调节，多食含蛋白质（瘦肉、奶、蛋、鱼、豆类等），维生素（如水果、蔬菜等），矿物质（如奶类、豆类等）较多的食物，少食糖和含胆固醇高的食物。

7. 素食为主，荤素搭配是人类长寿的秘诀

《内经》说的“膏粱厚味，足生大疔”，意思是说吃肥厚甜腻的食物，易引起痈疽毒疡等疾病。因而《医学心悟》明确提出：“莫嗜膏粱，淡食为最”。淡食即素食。素食是指粗粮、蔬菜。荤食指动物食品。据世界卫生组织统计和我国一些地区的调查，目前引起老年人死亡最常见的原因，是心脑血管疾病。这些疾病的发生与血中胆固醇的关系极为密切，而血中胆固醇的浓度又与饮食中胆固醇的含量有关。动物脂肪、脑髓、蛋黄中胆固醇含量较高。当人食入这些东西过多，胆固醇就沉积在血管壁上，引起血管弹性下降和管腔狭窄动脉硬化，高血压等心血管疾病便由此产生。所以这些东西宜少吃。但对于从事体力劳动的中老年人，由于对热量的消耗量大，则又无妨。对于脑力劳动者，吃动物类食品则以少为好，但不能一点不吃。

素食为主，是以吃蔬菜、豆类食品为主，这些素食不仅能提供身体必须的糖类、蛋白质、脂肪和矿物质，而且比动物食物含有更丰富的维生素。特别是绿叶蔬菜和瓜果中的维生素 C，可以预防动脉硬化，提高人体的抵抗力，还可防治肿瘤。经常吃蔬菜又可保持老人大便通畅。便秘是老年人的健康大敌，它使脂类物质储积，粪便的分解物被吸收而造成“自身中毒”，同时便秘是引起肠癌的重要诱因。

8. 能够使人长寿的食品有哪些

花生。经常食用花生，可增强记忆力，能延缓脑功能衰退。花生中所含的儿茶素，具有很强的抗老化功能。

蜂王浆。蜂王浆能刺激大脑、脑下垂体和肾上腺，促进组织供氧，增加细胞活力。

芝麻。芝麻含有丰富的维生素 E，能防止过氧化脂质对人体内或细胞内衰老物质“游离基”的积聚，起到延年益寿的作用。

枸杞子。枸杞子有抑制脂肪在肝细胞内沉淀，促进肝细胞再生的作用。

花粉。花粉中含有维生素、氨基酸、天然酵素酶等，特别是所含的黄酮类物质和抗生素，是产生药效、抗衰老的根本原因。

甲鱼。甲鱼含有 20 余种氨基酸，是抵抗血管衰老的重要物质。

蝮蛇。食用蝮蛇肉，可延缓脑功能衰退，还可防止动脉硬化等。

9. 大豆、红薯是“长寿食品”

大豆素被称为“长寿食品”。近年来，大豆食品引起各国营养学家的极大重视，称 20 世纪 80 年代是“豆类革命时代”。现在大豆及其制品已成为食品中的“佼佼者”。

因为大豆含有丰富的蛋白质，人体细胞主要组成是蛋白质。蛋白质能促进人体的生长发育，又是体内酶和免疫物质的主要成分。而食物中大豆蛋白质含量丰富，比鸡蛋高3.5倍，比牛奶高13倍，质量也好。

早在明代，我国著名医学家李时珍就曾把红薯列为“长寿食品”。近年来，红薯在世界上的地位不断提高，有不少国家称之为“长寿食品”。

红薯能中和米、面、肉、蛋等所产生的酸性物质，具有维持人体血液碱平衡的作用，红薯中含有大量的胡萝卜素和维生素C，也是米、面所不能相比的。

10.“饭前喝汤”有益健康

我国民间留传着一句谚语：“饭前喝汤，强似良药秘方”，是有科学道理的。

吃饭之前先喝几口汤，不仅对食糜顺利通过和防止干硬食物刺伤消化道黏膜有利，而美味的汤，又可以调节各环节的消化腺分泌消化液，对食糜充分消化吸收也大有益处。

食物咀嚼之后，时而喝几口鲜汤，可以使食糜得到稀释和拌和，便于肠胃对食物的消化和营养素的吸收。

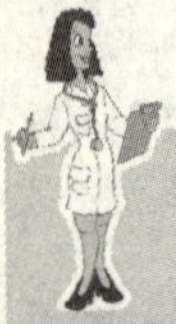

健康小贴士

实践证明，有饭前喝汤及用餐时不离汤的人，他们的消化道健康状况普遍都好，食道炎、胃炎、溃疡病以及消化系统癌的发病率很低。而常喝多种鲜汤、牛奶、豆浆的人，往往是消化系统的健康者，因而也多为长寿者。但喝汤不宜过多，过多会冲淡胃酸反而不利于食物的消化和吸收了。

11. 心脏猝死与饮食中缺镁有关吗

有时，病人因慢性腹泻、呕吐、长期发热出汗或长期不能进食而出现心脏猝死现象。这主要由于上述这些慢性病使病人体内缺镁，而又不能从食物等方面及时得到镁离子的供养的缘故。

医学专家们曾注意到，心脏猝死病人的心肌中镁离子的含量往往低于正常人，并认为镁离子的缺乏能引起心脏冠状动脉痉挛，影响心肌的供血，导致心脏骤停而死。因此，平时在饮食中补充含镁较高的食物是十分必要的。一般地说，谷类、蔬菜、花、牛乳、肉、鱼等食物中含有较多的镁离子，多吃上述食物有助于防止缺镁引起猝死的发生。

12. 适量吃蒜有益长寿

大蒜中含有大蒜素，具有强烈的杀菌作用，对葡萄球菌，痢疾杆菌、霍乱孤菌、大肠杆菌均有杀灭作用。大蒜汁能在3分钟内杀死培养基里的全部细菌，而在1:13的大蒜汁液中，各种球菌在10分钟左右全部被抑制和杀灭。如大蒜在嘴里嚼3~5分钟，口腔内的细菌能全部被消灭。大蒜素以紫皮或独头蒜含量为最高，其次是白皮蒜和马牙蒜。

大蒜中含有一种“配糖体”，具有降血压的作用。吃大蒜还可减少心脏病发病机会，血脂过高的人，常因脂肪阻塞而引起心脏病，大蒜可起到消除这些脂肪的作用。大蒜还可以用来防止癌症，大蒜中的大蒜素具有抑制体内亚硝酸盐转变成亚硝胺的作用，并可刺激活巨噬细胞吞噬癌细胞，从而起到抗癌作用。大蒜还可促进胃酸分泌，常吃大蒜，对于胃酸减少或缺乏的患者很有益。

大蒜之所以具有医疗作用，是由于大蒜素作用的结果。大蒜素是一种挥发性油类，受热则被破坏，故大蒜用于治病时要生食，不可熟食。

13. 常食海藻能长寿吗

海藻是海带、紫菜、裙带菜、石花菜等海洋藻类的名称，几十年来一直被公认是有效治疗佝偻病和甲状腺功能障碍的食品。而当今科学家进一步发现，“海藻”还是预防老年性疾病的“良药”，尤其对心脏病、高血压病、高血脂症以及某些癌症，有较好地防治作用，因而在延缓人体衰老中有特殊的功效。

以往人们笼统地主张限制动物油脂饮食，以预防一些老年病。然而，新的研究发现，导致人体衰老的血浆低密度脂蛋白中胆固醇含量的增多，并不是唯一的病理因素。植物油脂中含有较多的N-6型不饱和脂肪酸，同样会促使血浆中低密度脂蛋白氧化，导致血栓形成、动脉粥样硬化和血流瘀滞。而海带、紫菜、裙带菜、石花菜等食物中，含有大量的N-3型不饱和脂肪酸，可与植物油脂中的N-6型不饱和脂肪酸发生作用，阻断低密度脂蛋白的氧化作用。同时，海藻中还含有以固醇为主要成分的固醇类物质，可以较强地抑制血液中胆固醇的蓄积而防止动脉硬化的形成。美国和日本的科学家在研究中还发现海藻具有惊人的抗癌作用。每天吃4~6克紫菜或海带能防止肠癌。它还可以排除癌细胞对人体胃、肠的不良影响，对胃肠癌也有较好的疗效。海藻的这种抗癌功效，是由于它是一种碱性食品，能防止血液酸化，而且含有较多的硫酸多糖和食物纤维，有助于废物和毒物的排泄。

在海藻的吃法上也有讲究，对预防心血管病较为有效的吃法是，在含动物脂肪的膳食中掺点海带等海藻食品。这样，会使吃下去的脂肪在人体的皮下和肌肉组织中积存，而很少在心脏、血管、肠膜上积存，因而，也不会导致血管的粥样硬化。除了在日常膳食中做配菜经常食用外，也可用海带9克加草决明5克，水煎，吃海带汤，对心血管病的治疗有较好的效果，也很适合老年人采用。

14. 吃药粥能长寿

俗话说："老人吃粥多福多寿"。清朝医学家陈修圆在《神农本草经读》中写道："凡上品之药，法宜久服，多则终身，少则数年，与五谷之养人相佐，以臻寿考。"意思是说，经常选用具有补益功能的黄芪、人参、山药之类的中药与米谷同食，可以使人健康长寿。据《寿亲养老新书》所载："老人之性，皆厌于药而喜于食，以食治疾胜于药。凡老人有患，宜先以食治，食治不宜，然后食药。"历代医学家临床实践证明，老年人常吃药粥，有益寿延年之功效。

药粥种类繁多，中老年人可根据自己的健康状况或喜好选择食之。下面介绍几种简便有效的粥食。

胡萝卜粥。胡萝卜又名黄萝卜、红萝卜、丁香萝卜、金笋。胡萝卜粥能宽中下气，《医村篡要》还称它有"润肾命、壮元阳、暖下部，除寒温"的功能。近代医学研究证实，胡萝卜除含有糖分、维生素 B_1 和 B_2、花色素、挥发油、胡萝卜碱以及钙、磷外，还含有特有的胡萝卜素。据测定，每100克新鲜胡萝卜含胡萝卜素9毫克以上，它在人体内很快转化为维生素A，有明目养神，防治呼吸道感染，调节新陈代谢、预防高血压、健胃补脾、助消化之功效。凡老年人以及食欲不振或消化不良、皮肤干燥、夜盲、高血压、糖尿病患者，可经常在早晚服食胡萝卜粥。煮制方法很简单，将新鲜适量的胡萝卜洗净、切碎，与半斤粳米同煮即可。

薏苡仁粥。薏苡仁是杂粮，也是中药。《神农本草经》谓其"主筋急拘挛，不可屈伸，风湿痹。久服轻身益气。"中医认为它有健脾、补肺、利尿的功效，常用以治疗泄泻、水肿、肺痈、脚病及风湿性关节炎等症。用薏苡仁同类煮粥，历代医籍均有记载。李时珍在《本草纲目》中写道："消渴饮水，薏苡仁煮粥食之。"现代还有人用薏苡仁治疗扁平疣。薏苡仁含有丰富的碳水化合物、蛋白质、脂肪、维生素 B_1、薏苡素、薏苡醇以及亮氨酸、赖氨酸、精氨酸、酪氨酸等多种氨基酸。药理实验发现，薏苡仁脂还有阻止癌细胞生长和破坏癌细胞的作用。用薏苡仁煮粥，可先将生薏苡仁洗净晒干，碾成细粉，每次取粉 30 ~ 60 克，同粳米二两煮粥，早晚餐温热服食。它对老年性浮肿、脾虚腹泻、风湿痹痛、筋脉拘挛等均有疗效，并可作胃癌、肠癌、宫颈癌的辅助食疗。

玉米面粥。玉米含蛋白质（高于大米）、脂肪（仅次于大豆）、淀粉（占三分之二）、钙、磷、镁、铁、维生素 B_1、B_2、B_6、烟酸、泛酸、生物素和胡萝卜素等。最近出版的《食物疗法》称玉米面粥补虚损，利小便。长期食用玉米面粥有良好的补益身体、延年益寿、防治老年心血管疾病和癌症的作用。我国长寿之乡——广西巴马县老年人的主食就是玉米。亚洲、意大利、西班牙等国的癌症发病率比其他国家低，原因之一就是这些国家的人皆以玉米为主食。现代医学研究发现，玉米中含有大量的镁元素，正是镁能抑制癌细胞的形成和发展。玉米中含的玉米油为不饱和脂肪酸，它是一种胆固醇的吸收抑制剂，有利于机体内脂肪和胆固醇的正常代谢，对动脉硬化、冠心病、心肌梗塞及血液循环障碍等均有一定的防治作用。玉米还含有较多的谷氨酸，它有健脑作用，经常服食玉米面粥对中老年人保持良好的智力也大有裨益。

值得注意的是，霉变的玉米或玉米面中含有黄曲霉菌，它能产生致癌物——黄曲霉素，千万不可食用。

15. 吃糖、喝咖啡过多不利健康

美、英、日等国的科学家们发现，人口死亡率曲线与该国糖的消费量成正比关系，科学家通过动物实验证实了这一观点。长期吃高糖食物的人平均寿命要比吃正常食糖的人缩短20年左右。因为食糖过多，易患肥胖症、心血管病、糖尿病等，这些疾病是导致人类寿命短暂和死亡的主要原因。

世界卫生组织在调查了23个国家的各种死因结果后，提出了世界性新口号——“戒糖”。

咖啡中的主要成分是咖啡因，它在5分钟之内能透到全身，除了产生兴奋作用外，还会促进血管扩张，加速体内新陈代谢，促进胃液分泌。但如果毫无节制地喝咖啡，则会带来副作用，甚至还会诱发冠心病。有关专家调查发现，人对咖啡摄取量越多，血清胆固醇值也就越高。过多饮用咖啡的人，患冠心病比不喝咖啡的人多一倍。因此，老年人要特别注意适量饮用咖啡，且在饮咖啡时最好不吸烟。

16. 暴饮暴食、过饱对健康有哪些危害

人在暴饮暴食时，胃肠的正常生理功能被打乱，胃肠负担过量，蠕动受到限制。食物在胃肠中停留时间过长，就会发酵，产生难闻

的气体“嗳”出来，同时使人感到肚胞、腹胀。胃液中的盐酸被稀释后，抵抗不住病菌的侵袭，容易引起胃肠炎。没有被溶解的大分子蛋白质会产生有毒的苯酸等，刺激肠壁，引起慢性肠血管扩张，不仅使人过早衰老，还可以使人结肠癌发病率增高。

很多长寿的老人都有这样的经验，吃饭不吃十分饱。古代一些医著，也都说饱食对人体有害。

现代医学认为：经常饱食，会使胃肠负担过重，消化液的分泌供不应求，易发生消化不良。还会使血液过多地集中在胃肠，而使心脏大脑等重要器官相应缺血，使人感到困乏，工作效率低下，甚至还会引起冠心病病人发作心绞痛，诱发胆石症、胆囊炎、糖尿病等。长期饱食，贮存在体内的脂肪大多分布在皮下、肝脏、腹壁以及腹腔内的大网腹和肠系膜上，造成腹压增高，腹壁肌肉松弛，腹部向外突出，走路气喘等。

17. 饮茶对老人健康长寿有什么影响

茶是我国著名特产，历史悠久。相传早在两千多年前的《神农百草经》，就有关于茶的记载。它与人民生活密切相关，是开门七件事（柴米油盐酱醋茶）之一，特别是以肉食为主的少数民族地区，更是不可一日无茶。

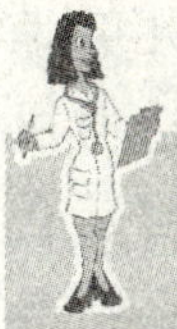

健康小贴士

茶是日常饮料，也是一种天然良药。历代文献记载很多，《神农百草经》载；“神农尝百草，日遇七十二毒，得茶而解之。”《日用百草》载茶能“解烦止渴，解腻清神。”《本草纲目》载：“茶饮之使人益思、少卧、轻身、明目”，“利小便，去痰热”。

医学试验研究表明，茶的主要成分有生物碱（含咖啡和可可碱、茶碱、氨茶碱等），鞣酸（茶鞣质），多种维生素，茶多酚（含儿茶素、黄酮素及若干酚酸等），微量元素（如氯、锌、铁、铜、铝、锰、锶、钙、镁）等。此外还含有挥发油及少量蛋白质、无机盐等。这些物质对防治疾病，特别是某些老年疾病，具有明显的辅助作用。如龋齿，国外医生通过实验发现，喝茶的比不喝茶的人患龋齿的要少。因茶中含有氟与牙齿中的氢氮磷灰石结合为氟磷灰石，有抗酸防龋能力。因能减弱牙本质内神经纤维的传导，对牙齿过敏有脱敏作用。对牙周炎、口腔溃疡、咽炎、喉炎也有抗炎功能。老年人饭后温茶漱口，有利于保持口腔清洁，保护牙齿。

对感冒、支气管炎、咳嗽、哮喘，也有辅助治疗意义。《本草纲目》记载：茶主治“喘急咳嗽去痰垢。”这可能是因为茶中含有茶碱等物质，可松弛平滑肌，改善支气管痉挛，增强呼吸功能，缓解病状。

饮茶对减轻动脉粥样硬化的形成，有一定作用。因茶中的咖啡碱、维生素等，能兴奋高级神经中枢，扩张血管及冠状动脉，增强血管弹性，改善血液循环的功能。据浙江医科大学和昆明医学院的实验研究证明：红、绿茶叶具有抗凝和促纤维蛋白的溶解，防止血小板附和聚集的作用。云南泡茶有较好的降脂作用。对照试验证明，降低胆固醇的效果与西药安妥明相似。

对肿瘤放射治疗及放射性损伤，能减少副作用。经国内外医学专家研究发明，茶中酚类等物质，能吸收放射性锶90，改善造血机能，从而对应用放射疗法的肿瘤病人，有减轻白血球下降，避免食欲不振、恶心呕吐等作用。天津、吉林等地医疗单位，以茶水喂养小白鼠和狗，再用钴60造成辐射损伤，结果喂茶的鼠、狗成活率比不喂茶的高。1945年，广岛遭受原子弹袭击后，在幸存者中，饮茶的放射病一般表现较轻，成活率也高。

能增进食欲，帮助消化和防治一些消化道疾病。一般逢年过节，会餐饱食后，常喜饮浓茶，感觉舒适。因茶中有芳香化合物和鞣酸能促进胃液分泌，溶解脂肪。又因有收敛功能，可凝固沉淀蛋白质，减轻和抑制大肠杆菌、葡萄球菌的毒性。临床上茶能止泻，患溃疡性结肠炎者亦可用茶水煎剂灌肠，有一定效果。实验研究证明，茶对痢疾杆菌的作用与黄连素相同。

可加强利尿和防止尿道结石。茶中有能抑制肾小球再吸收咖啡碱，其代谢产物经去甲基和氧化作用，以甲尿酸形式排出体外，故可利尿。另有枸橼酸和盐能防止钙盐结石在尿道中形成。

此外，茶能提神解疲。俗话说："好茶一杯，精神百倍"。茶能减肥，又可醒酒解烟毒，还可减轻头痛和缓解胆绞痛。饮茶对增进老人健康有利，但由于茶的特性，饮用时应注意适时适量，茶水不要太浓并空腹少饮。一般适合老人的饮茶方法，是在早晨泡茶一杯，陆续加水饮用，到中午时，茶水渐淡，下午就逐渐成为白水。从而可避免引起晚间失眠，多尿，便秘等现象。

影响茶中各种成分的数、质因素，是多方面的。与茶的种植地区、土壤、气候、品种、采集、加工、包装、贮藏，以至泡茶的水质、温度等都有关系。因此，较难说清究竟饮用哪种茶叶，对哪些疾病有益，只可根据本人习惯和体会选用。茶叶的学问很深，值得进一步研究。

18. 每天吃醋蛋为什么能长寿

医学家近年在某长寿地区调查发现，该地区的长寿老人，每天都吃醋蛋，吃醋蛋为什么能使人长寿呢?

醋蛋疗法是我国传统的民间疗法。它是以醋和鸡蛋为主要原料制成的醋蛋液来防病治病。我国古代医书上就有记载。

近年来很多医学研究证明，醋有以下10种功能：

(1) 推迟和消除疲劳；

(2) 调节血液的酸碱平衡量；

(3) 帮助消化吸收；

(4) 预防衰老；

(5) 提高胃肠道杀菌能力；

(6) 增强肾功能；

(7) 扩张血管；

(8) 增强肝脏机能；

(9) 防治肥胖；

(10) 美容护肤。

同时也证明，鸡蛋对人体有以下7种作用：

(1) 易于消化吸收；

(2) 含较多维生素 B_2，可预防癌症；

(3) 延缓衰老；

(4) 保护肝脏，促使肝细胞再生；

(5) 防治动脉硬化；

(6) 健脑益智；

（7）健美肌肤。

当醋和鸡蛋配伍合成醋蛋液后，就综合了醋和鸡蛋的营养成分和防治作用，所用的鸡蛋在醋的作用下，也避免了微生物细菌的污染。在这个生物反应中，蛋黄是鸡蛋的核心。生蛋黄与熟蛋黄由于某些分子较大，不易被小肠的上皮组织吸收；而醋化了的蛋黄，其分子发生断裂，成为细小分子，蛋黄中所释放的卵磷脂、胆碱和生物素等物质，都很容易被人体吸收而充分发挥其生理功能。蛋清，是一种大的清蛋白，是构成生命的重要成分，除含丰富的溶菌酶外，还含有抗癌作用的阿维丁等物质。蛋清经醋浸后，大的蛋白分子裂解为微小的分子，可释放出大量溶菌酶和阿维丁等物质，其治疗作用必然大于未经醋浸过的蛋清。蛋壳，被醋软化溶解后变成了醋酸钙，易溶于水，钙可全部被小肠吸收。这是一种难得的无机盐，不仅对人体骨骼等生长发育有作用，而且可有效地防治高血压、骨质疏松等疾病。

基于上述原因，醋蛋疗法，可以调整与弥补人体营养状况，改善和提高新陈代谢水平，增强体质，提高抗病免疫功能；对高血压、脑血栓后遗症、气管炎、风湿痛、失眠、便秘、糖尿病等几种疾病有较明显的治疗效果；对结肠炎、动脉硬化、盗汗、骨质疏松也有一定疗效。

醋和鸡蛋都是天然食品，对人体健康有益无害，不少人在采用醋蛋疗法治疗某一种疾病时，还意外地发现另一种疾病也同时被治好。科学家还观察到醋和蛋都含有抗癌物质，可增强病人机体免疫力和抗病力，对预防癌症也可能有一定作用，因而深受广大群众的厚爱。

醋蛋液的制作方法是选用新鲜鸡蛋一个，放入 150 毫升食用醋中，浸泡 48 小时后，用筷子将蛋搅破搅散，再浸 24 小时即制成。一般一个蛋做成的醋蛋液可以饮用 7 天。每日清晨空腹服用 20 毫升左右，每次服用时可兑温开水两倍，也可再加少许蜂蜜。

19. 限制饮食易长寿

美国科学家经过长达15年的实验研究发现：在日常生活中，限制能量即减少饮食或少食，对人体有三个方面的影响：

（1）可以延长人的寿命，他们报告的结果是限制能量能使平均寿命提高45%。

（2）可以减少、延缓年龄增长而引起的相关疾病。如心脏病、肾脏病和动脉粥样硬化等。

（3）能够防止随着年龄增长而带来的重量功能衰退，限制能量可使机体细胞保持活跃的代谢和更新功能。

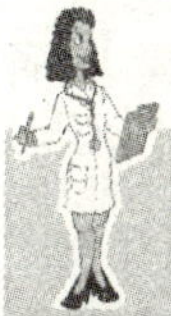

健康小贴士

科学家们实验证明显示，在日常生活中，摄取过多的蛋白质可以缩短人的寿命。据科学分析发现，进食同样能量的食物，蛋白质含量低者寿命长，原因之一是心、肾疾病的发病率会受过剩蛋白质的影响而增高。他们还发现植物蛋白要优于动物蛋白，不过总量的限制比蛋白质的限制要更有效。

20. 善饮者长寿

（1）茶。众所周知，维生素 E 是当今世界公认抗衰延寿的佳品据日本研究，茶内茶多酚对抗衰老的作用比维生素 E 大 18 倍，因为它可清除自由基对细胞的危害，可强抑细胞的突变及癌变、增强细胞介质的免疫功能，加以茶内尚富含多种维生素及微量元素，有防治老年常见心血管病及癌症的双重功效，实乃可常饮长寿之益品。

（2）红葡萄酒。经测定葡萄酒中含 250 种以上营养成分，有活血化瘀、降血脂、软化血管的多种功效。据近年有关报道，日饮三杯干型葡萄酒，可降心血管病及癌症死亡率达 50%，可使老年痴呆症减少 3/4，对 65 岁以上老人可使衰老速度减缓 80%。

地中海沿岸诸国之所以能成为世界长寿地区，显然也与喜欢葡萄酒之习惯有关。

（3）酸牛奶。饮用酸奶可使肠内 PH 值变化，不利杂菌生长，加以酸奶中含有酶类抗生物质，更可控制腐败菌之滋生，从而减少肌体自我中毒而延年益寿。此外，酸奶中多种营养成分，兼具防治老年心血管病及癌症之功效，人长寿，当在意料之中。

（4）蜂蜜。有人调查一百余位百岁老人，发现其中 80% 均有常年食用蜂蜜的生活习惯。俄国高加索地区居民喜食蜂蜜而成为长寿之乡，尤其百岁老人中 90% 均为养蜂人。蜂蜜营养丰富且易吸收，特别是蜂王浆能刺激大脑及促进主要分泌腺的功能；促进组织供氧，增强细胞活力，从而大大推迟衰老过程。

（5）骨头汤。据分析骨髓之老化，主要由其缺乏类粘朊和胃胶原所致，此二者可直接影响造血功能及整体免疫功能，使人早衰。

用碎骨1公斤加水5公斤，文火慢炖两小时，使朊胶成分充分溶解，滤去其渣即可饮用，近年美、日发达国家，十分重视开发骨头系列食品，抗老防衰，备受青睐。此外，其中还含有多种营养成分，尚有改善肌体微循环这功效和延年益寿之功效，利莫大焉！

当然，除以上外，老年人还可选备适当的蔬菜汁、水果汁及保健饮料，尤对高龄缺齿老人，均不失为饮用珍品。

21. 多吃鱼的人易长寿

岛国日本人民的平均寿命男性为75.54岁，女性为81.3岁，居世界首位。究其主要原因，一是因为生活在那里的人们日常饮食以鱼类为主要食物，鱼类的肉质鲜美，细嫩可口；二是适当地锻炼身体。自古以来，鱼就是人们最喜爱的食品之一。然而，吃鱼为什么能健康长寿呢？这就需要谈一谈鱼的营养价值和食疗价值了。

现代营养研究分析认为，鱼肉所含的营养成分绝不比其他肉类低，而且它是肉类中最易消化的一种。它所含的蛋白质既高又优，有90%能够为人体所吸收。鱼肉中富含大量的基本氨基酸，而且所含的钙、磷、维生素A、维生素D都比其他肉类高。另外，所含的维生素B_1、维生素B_{12}的量，亦十分丰富。

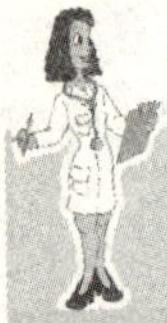

健康小贴士

很多营养专家分析认为，吃鱼肉可以使人长寿。因为，鱼肉中所含的脂肪酸，有80%以上为不饱和脂肪酸，多吃不会使人的体内胆固酸硬化，不会引发冠心病，不易使心脑血管发生病变。

鱼类不仅营养丰富，而且还有显著的药用价值。

——李时珍在《本草纲目》中记载，泥鳅具有“暖中益气”，“醒酒，解消渴”的功效。

——在《开元本草》里说，乌子鱼具有“开胃，通利五脏”，“久食令人肥健，与百药无忌”的功效。

——在《食疗本草》里说，青鱼具有“疗卒心痛，平水气”的功效。

——在《名医别录》里记载，鲍鱼具有“目障翳痛，青盲”的功效。

——在《本草拾遗》里说，黑鲤鱼具有“主安胎。胎动，怀妊身肿，为汤食之”的功效。

现代医学研究成果也证明，有的鱼类对于防治肝炎、痔疮、阳痿、高血压、心脏病等都有着直接的特殊作用；有的鱼类对医治风湿性关节炎、子宫出血、腹泻、狐臭、痢疾和癌症等病症，也有明显的疗效。现代科学家明确指出，爱斯基摩人患心脏病的发病率最低，是因为他们以吃鱼为主。因此，鱼肉不仅适合一般人食用，而且更适合老年人、儿童及患有心脑血管疾病的病人食用。

由此可见，长期食用鱼类，不仅增加了营养，而且还能防治疾病，使人更加健康长寿。

22. 饮食平衡的人易长寿

生熟平衡。食品科学研究分析认为，一些食物必须做熟后食用，才能被机体消化吸收；另一些食物做熟后食用，则会失去很多营养。因此，能生食的食物，要尽量生食。

粗细平衡。食品科学研究分析认为，粗粮富含矿物质、B 族维生素和膳食纤维，尤其是它能弥补细粮中一些氨基酸的不足。

酸碱平衡。在日常饮食上，许多老年人很注意营养搭配，却忽视了食物的酸碱搭配，这样容易造成生理上的酸碱平衡失调。国际知名营养学家、英国剑桥大学教授克莱温特·扶培尔博士指出："酸碱搭配平衡比营养搭配更重要。"医学研究表明，老年人为了防止老化和疾病，最基本的是多吃碱性食物。碱性食物主要有豆类、奶类、蔬果类；酸性食物包括鱼类、肉类、蛋类、粮谷类；只有保证合理搭配这两类食物，才能维持体液的酸碱平衡。

荤素平衡。医学研究认为它与酸碱平衡有相同之处，但又不尽相同。荤食中含有丰富的蛋白质、脂肪、矿物元素等，而素食中以糖类、维生素和膳食纤维等为主。在日常生活中，老年人的膳食以素食为主，荤食为辅，合理搭配，有利于长寿。

味觉平衡。"五味"，酸、甜、苦、辣、咸，它是食品的基本味道。在日常饮食中，老年人摄食多种口味的食物，不仅能调解食欲，还能全面摄取营养，有利于长寿。

色彩平衡。食物一般有 7 种颜色，即黄、黑、白、绿、蓝、紫、红。不同颜色的食物，所含的营养成分不同的。因此，只有 7 种色彩的食品都吃一点，才算得上是科学合理进食，营养才平衡，身体才能健康长寿。

第七章
老年人长寿的其他因素

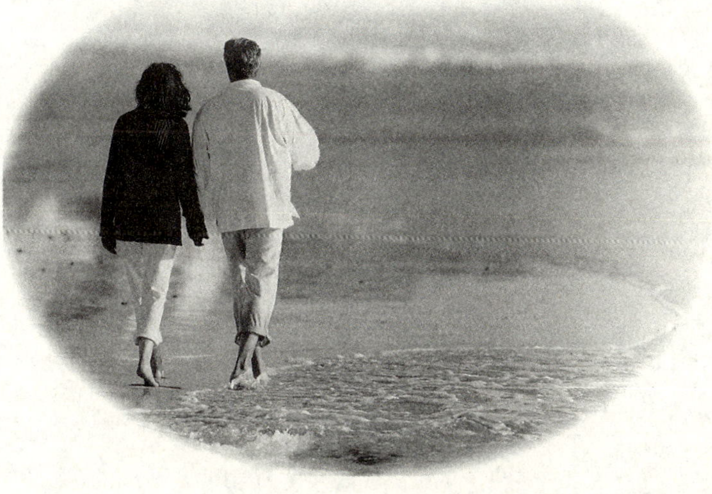

1. 读书能长寿吗

有人说，老年人读书、动脑，有碍颐养，实际则不然。据我国浙江省对百分之一的人口抽样调查分析发现，文化程度越高，死亡率越低。具体为："大学文化的人死亡率为0.85%，高中1.28%，初中1.53%，小学4.57%，文盲、半文盲为17.71%。"

这个材料是否具有普遍性，笔者不敢妄言，因为长寿的原因是多方面的。但读书益寿，这一点则是无疑的。尤其是离退休的老同志，多读书、勤动脑，更利于颐养。

首先，多读书、动脑，保持头部血液循环畅快，"流水不腐"，脑细胞便老化得慢；反之，则老化得快。故有关专家告诫说，脑细胞的特性是"用进废退"。

其次，所为颐养成心，贵在养成心。而养成心莫如静心，静心莫如读书。陶渊明说，他读书"每书有会意，便欣然忘食"。这说明，读书乃是静心的良药。而心静人自寿。联想到我国著名文史家郑逸梅先生，近百岁，但仍每天读书、写作不辍。他认为，这对于养生是有较好的功效，似乎比进营养品更胜一筹。

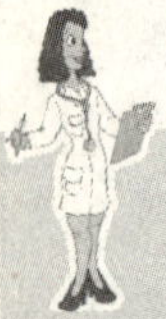

健康小贴士

由此得出结论：老年人每天坚持不懈地读书学习，有益长寿。当然，人一老便力不从心了，只有劳逸结合，才能在读书中获得高寿。

2. 书法家的寿命比一般人长

卓有成就的大书法家，往往都享有高寿。唐代的欧阳询寿85岁，柳公权寿88岁，颜真卿临危受命，深入敌穴劝降，被判缢死时亦已76岁，明代的文征明寿90岁，董其昌寿82岁，近代的吴昌硕寿85岁，齐白石寿97岁，张大千寿84岁，至于当代书坛那就更不必说了，百龄以上的寿星就有好几位。为什么书法家的寿命较一般人要长呢？多年来，书法理论工作者和医疗保健专家对这个有趣的问题进行了系统的分析研究。

创造优美的书法形象，需要坚持不懈的练习。在艺术创作的活动中，即可锻炼人的身体，又可锻炼人的大脑和整个神经系统。书法讲究悬腕肘作书，一笔一划“须尽一身之力而送之”。而且书法创作讲究造型之美，各种书体、笔划组合都有一定之规，要求准确、精到，“一点失所，若美人之病一目；一划失节，若壮士之断一肱”。这样，书法家临池挥运的过程，实际上就是一个全身筋骨肌肉在大脑中枢神经指挥下作和谐的力的导送运动的过程（传统书法学术语表述为“用力”或“运气”，即把人体所具有的生命之力，通过特殊的工具毛笔传导而入纸，创造会美而深沉的充满生命意味的墨象)。这种全身性的运动，其运动幅度固然远小于田径、球类等剧烈运动，但运动幅度却亦不小，古人书帖最后常有“挥汗成之”之语。有习书经历的人，恐怕也会有类似的体会。

凡是学习书法者，有了一定的功力，或者说入了门，摸着了门道，那么他一定会有这样的体验，无论什么时候，什么情境，只要拿起毛笔，饱蘸浓墨，在雪白的宣纸上挥洒开来时，那么整个身心就会沉醉在一种奇异的美的创造的意境当中，心中一片空明。充分享受这如饮春醪的醉意，享受这种闲适与惬意，就是书法艺术活动中的特殊心理现象——“书禅”。“禅”本来是一种佛教修行方法，在现代社会生活中已被开掘发展成为一种东方特有的健康休息方式。“禅”讲究入静，忘却物欲世界，进入一种超然、空明的心理状态，使人无牵无累、无我无他，与自然融为一体，使处于紧张状态的神经松弛下来，得到高效率的休息和生命能的恢复与补充。书法艺术活动与“禅”有异曲同工之妙。

饱满的精神，乐观的人生态度，是人体健康的保护神。因为许多生理病变，与人的精神因素关系十分密切。学习方法，享受“书禅”的意境，能消除书者种种心理偏差和障碍，去除笼罩在心灵上的尘垢，使人的生命焕发出处子般的美与光彩。中国书法，讲求“书德”，主张习书者要“读书养德”，不断增加“字外功”的积累，以达到哺藻性灵，变化气质的目的。

书法是一种高雅的艺术，它不仅具有很强的实用价值，并且具有强身、休息、调剂身心和保证心理健康的功效。因此，无论青少年还是中老年，无论是科学家还是家庭主妇，学一点书法是有益无害的。当然，学习书法要有一个过程，需要时间和毅力。

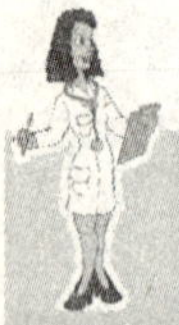

健康小贴士

书法和绘画在我国有着悠久的历史，它能调剂人的精神生活，陶冶性情，排除心中的忧虑和烦恼。挥笔雄浑豪放、刚强有力，画面山水秀丽、花鸟多姿，不但给人们以丰富的美的享受，同时也是一种健身的体育运动。

写字和绘画时，精神集中，心正气和，如同练功。“静中求动，形神合一”，很自然地通融全身的血气，使大脑神经的兴奋和抑制得到平衡，内脏器官的功能得到调整，从而有力地促进了血液循环和新陈代谢。书画时，多是站立，指实掌虚，腕平肘悬，臂开足稳，会使指、腕、臂和腰部的肌肉、关节都得到锻炼。同时，对治疗神经衰弱、精神萎靡、腰痛背酸、手臂发麻，甚至动脉硬化等一些慢性疾病有明显的疗效。

3. 音乐家为什么长寿

科学家对19世纪末以前出生的95位作曲家和119名演奏家进行了寿命调查，发现其寿命比一般人要长。

音乐家为什么比其他行业的人寿命长呢？科学家认为，这是因为他们使用脑子的方法不同之故。人的大脑大体可分左右两部分。一般说来，左脑有计算、思维、语言等机能，科学家称之为“语言脑”；右脑则有控制情绪、感情、美感意识等非逻辑机能，科学家称这为“音乐脑”。左右脑细胞分别承担各自机能，又互相补充和协作，形成人的能力和个性。音乐家比其他职业的人多使用“音乐脑”，使体内情绪机能活跃，有益于身心健康，这是音乐家长寿之秘诀。

4. 赤脚散步、闭目养神有益健康

根据中医经络学说的观点，五脏六腑在脚上都有相应的循行路线。每日用约30分钟的时间，养成在公园、马路或院庭里（最好在有小圆石的土路上）赤脚散步的良好习惯，可疏肝健脾，增进食欲，治疗肝脾肿；行气利胆，防治便秘和胁痛；温肾固表，太阳膀胱经脉旺盛；能预防感冒，治疗小儿遗尿症，并能矫正妇女子宫体位置，减少习惯性痛经。长期坚持赤脚散步，可使肾气充足，精力充沛，耳聪目明，预防早衰。

讲究养生的人常常闭目养神。闭目为的是心静，避开眼前烦恼。人的疲劳多表现在面部和眼睛上。闭目，先放松眼肌，再放松面部”，心胸放松，精力就会从面部肌肉喷涌而出，眼睛也就会有神。

闭目养神与睡觉是两回事。闭目养神重在调解精神，睡觉则重在休息。

5. 癌症可以预防吗

癌症是威胁人类生命的主要疾病之一。据有关资料统计，全世界每年平均约有 2500 多万人死于癌症。因此人们有“谈癌色变”之感。共实癌症是可以预防的，但必须是早期发现，早期治疗，绝大多数癌症还是可以治愈的。

医学家至今还没有完全摸透癌症全部规律和最有效的治疗方法，但总有一天会被人们所征服。当前防治癌症的办法主要是预防，这是医学界共同的看法。在日常生活中，注意致癌物质的刺激也是预防癌症的一种有效措施。

6. 心脏的寿命就是人的寿命

心脏是生命的“发动机”，心脏的潜力就是人的潜力，心脏的寿命也就是人的寿命。心脏是感情的“起搏器”，人高兴心脏也愉快，人忧愁心脏也若闷，人愤怒心脏也发火。人在盛怒之下心跳能增加到 180 次/分，血压能升高到 220 毫米汞柱。极度恐惧能使心跳瘫软无力，被吓死的人总是心脏先“死”。因此，保持一种良好的情绪，胜过十剂强心药。

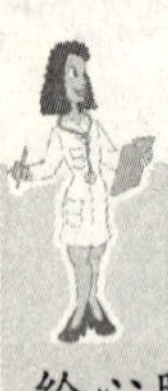

健康小贴士

脚是第二颗“心脏”。双脚运动时，下肢的血液才能被挤压给心脏，给心脏以有力的支持。肌肉不运动，无疑会加重心脏负担。运动量过大，心脏也难以承受。所以心脏的潜力是从适量运动中得来的。

7. 老年人怎样保护心脏功能

老年人常见的心脏病有：

冠心病，即常说的心绞痛。心肌梗塞就属冠心病，是由于供应心脏的动脉发生了粥样硬化，使管腔变窄，甚至阻塞，结果使心肌缺血所致。一般典型的症状容易诊断，但也有些症状表现轻微或不典型，可能被忽略或误诊。

肺原性心脏病，即通常说的肺心病。多由于慢性支气管炎，肺气肿，肺纤维化以及老年人脊柱后凸等原因发展而成，多数有吸咽史。

高血压心脏病，往往由长期未加控制的高血压发展而来。高血压使老年人易致心绞痛，心肌梗塞，心脏扩大及心力衰竭等。

病态窦房结综合征，脏淀粉样变性，可由心脏退行性变引起。

无论有无心脏病史的老年人，如果突然心绞痛发作，应立即原地休息，坐下或躺下，保持安静，舌下含化硝酸甘油 0.3～0.6 毫克，待疼痛缓解后再活动。若疼痛不止，并出汗气短必须由别人尽快请医生来诊治；若血压、脉搏好可用镇静剂（如安定）和冠状动脉扩张剂（如复方硝酸甘油）；若血压低、脉搏弱，最好平卧头低位，以保持脑部的血液供应。

如肺心病，遇有感冒发烧，痰多变黄时，应到医院治疗。如平素健康的老人，突然心悸、气短、胸闷、胸痛或极度疲劳、头晕，需马上到医院检查。

对老年人心脏病的处理，要特别细致、谨慎、耐心、周到，并且比较保守一点好。护理人员包括家属的护理和照顾，尤为重要。

下列几点可作为参考。

情绪要乐观。有自信心，保持身心快乐，冷静对待疾病和各种事情，主动配合医疗措施，避免任何精神的过度负担。就冠心病而言，冠状动脉供血不足，甚至小范围心肌梗塞，可以形成有效的侧支循环，使病情长期保持稳定，甚至恢复。对冠心病有人采取无所谓的态度，不愿检查和治疗，是不对的。相反，过度紧张，不敢活动，服药过多过乱，无所适从，也是无益的。正确的态度应与医生配合，合理治疗，使疾病好转稳定，争取早日恢复健康。

要有适当的体力活动。体力活动可以提高身体的新陈代谢，使心肌加强收缩，改善血液循环，提高各器官的活力，从而推迟各器官的衰老进程，增加身体对外界环境的适应力和对疾病的抵抗力，使各器官保持一定的储备力。相反，平时不活动，身体各器官的储备力量的减退就更快，稍加活动，就会感到心慌、气急和疲乏。一旦遇到特殊情况就无后备力量可调动。固而应鼓励老人从事一般健康和心血管系统所耐受的体力活动和体育锻炼。活动量则因人而异，原则上以不感到疲劳，而感到舒适为宜。劳动与运动的量不能过分，不要做过于剧烈或活动量骤然增加的活动，应循序渐进，适可而止，留有余地。患心脏病的老年人活动应征得医生的指导，患病期间有时需要停止，病愈后逐渐恢复。如运动时发生气急，心悸或心绞痛发作，应该减少或停止活动。可以随每人的条件和爱好进行散步、远足、缓跑、太极拳、气功、体操、打乒乓球、游泳等多种多样的活动。最好在空气新鲜，地面平坦之处进行。如能搭伴既可增加乐趣，又可互相学习，互相照顾。

生活要规律。长期有规律的生活能使心脏等器官有规律的工作、休息，避免疲劳，使精力充沛，情绪饱满，工作效率提高，保持长年健康的生活与工作。

饮食。要适度平衡，多样化，清淡，易消化，定时，定量，干净卫生，避免暴饮暴食，盐分不宜过多。合理的饮食不仅能增强体质，也能防止冠心病的发生和发展。肥胖者应限制饮食，减轻体重，适当的多吃蔬菜水果；瘦弱体重过轻者应适当增加营养，特别是动物蛋白如瘦肉、牛奶等；消化吸收较差者的饮食应少而精，即每次吃的量少一些但富有营养。

吸烟有害无益众所周知。冠心病和肺心病患者戒烟，能减轻病情，一般人戒烟也有一定的预防作用。如慢性支气管炎、肺气肿、肺心病，则一定要戒烟。

偶而适量饮酒。一般认为适量饮酒对健康不会发生有害影响。但饮酒前必须吃些食物和菜，饮时不要急速，酒量不要大，酒的浓度不宜太高，有心、肝、肾病的病人，不应饮酒。

喝茶可以利尿，促进血液循环和呼吸，但不宜过浓，晚上不宜饮茶，以免影响睡眠。

治疗心脏病的药物种类繁多作用复杂，老年人对药物耐受力又差，需在医生指导下慎重应用，注意副作用，不可乱用。

随着人民生活水平的提高和医疗技术提高，一个健康的心脏，定会给老人带来幸福的晚年。

8. 老年人在什么情况下易发生猝死

剧烈运动。运动本是对老人健康有益的，但运动过度，也会发生不良后果。日常生活中会遇到在跑步、游泳等运动过程中发生猝死的事例。近有一老干部，原患有高血压病，坚持每日早晨跑步。某日早晨跑回家后即倒于床上，没有再起来。因剧烈运动，可使呼吸、心跳加速，增加心肌耗氧量，加重心肌缺血程度，易发生室性心律失常或冠状动脉痉挛，导致心肌梗塞或心衰而死。

晕厥跌倒。有一位即将离休的老同志，在与领导同志谈话过程中，暂去厕所小便，即一去不返，后发现已倒于厕所地下，虽经送医院积极抢救，未能奏效。另一老人于夜间起床小便时，即跌倒于床旁而亡。这是由于夜间睡眠时，新陈代谢活动程度减弱，副交感神经兴奋较强，身体由卧位变成立位，加之尿液排出后腹腔压力突然下降，由下肢静脉回到心脏去的血液速度减慢，使心脏和脑部血液减少，发生缺血而晕倒。

暴怒生气。有一老干部嘱儿媳等待母亲回家后一起吃饭，但儿媳没有听从，他很生气，大力用手拍桌，致使体内原有血管瘤破裂出血，倒于桌旁。另一老太太因与儿女购买点心等事发生争吵，在一气之下，发生脑出血而亡。这是由于受到强烈刺激，交感神经高度兴奋，肾上腺分泌增多，心跳急剧加快，血管发生痉挛，使原有血管瘤和高血压的血管破裂所致。

疲劳过度。有一老同志年愈七十，病故前几天，仍积极参加工作和频繁参加会议，使体力消耗过大，暴发了大面积的心肌梗塞。另一位老专家，不顾年迈多病，仍出国参观、访问，可能活动安排过多，猝死于讲台之下。这两位老同志原就患有冠心病，并有心肌梗塞的病史，在连续紧张活动，得不到休息的情况下，使心肌更持久地缺血缺氧，从而促成猝死。

饱食沐浴。有一位住院病员进了晚餐，又吃了家属送去的家乡饭菜，食后入浴，不久即倒于盆内。另一干部因工作、会议比较紧张，在周末回家用饭后，想洗个澡以消除疲劳，不料入浴后不久，即头晕，全身大汗，呼吸急促，心跳加快，虽经积极抢救，也无济于事。这是由于饭后，体内血液有相应的调整，以满足胃肠消化吸收食物之用，加之入浴后，全身小血管扩张，使心脏和脑部组织发生缺血和供氧不足所致。

便秘用力。有一干部因心脏病住院，由于进食和活动减少，胃肠蠕动减弱，便滞留肠内过久，较为干燥，不易排出。一日稍有便意时，即在屏气用力排便的动作下猝死。这由于在屏气用力时，使胸、腹腔压力突然升高，血液循环受到障碍，冠状动脉发生痉挛心肌严重缺血所致。

情绪压抑。近有一老同志，心境不太舒畅，终日静坐，闷闷不乐，不愿说话，不想进食，对事淡薄。某日用完晚饭入厕后，正上床休息，衣裤尚未脱下，即倒于床上，虽经积极抢救终未挽回生命。据了解，可能与肺栓塞有关。

此外，患有气管炎、肺炎的老年病人，呼吸道痰液较多，肺功能减弱，无力咯出，使痰液堵塞气道发生窒息。也有因急性胰腺或食道静脉曲张破裂大出血发生猝死。

9. 怎样防止猝死

针对上述情况，为防止或减少猝死的发生，主要采取措施：

由于猝死多数是在原有疾病的基础上发生的，故应积极防治已患的慢性疾病，如高血压、冠心病等。据有关资料表明，因冠心病导致猝死的约有50%。

避免精神紧张、情绪波动等诱发猝死的因素。应注意心身休养，很好地安排生活，善于自我排除烦恼和制怒。

因病服药物，应按医生规定，避免引起毒性反应。夜晚失眠时，服用镇静安眠药物，切勿过量。

参加各项活动，应量力而行，切不要勉强。在跑步等运动中突然出现胸痛、心慌、头晕、异常呼吸困难时，宜立即停止运动。

学点急救知识，及时发现和抢救得法是至关重要的。曾有一位老同志发现身体突然有异常时，即赶往医院，及时进行抢救治疗，约一周后病情趋于平稳，转危为安。这就说明及时抢救的重要性。

老人日常活动场所，客房，卧室等家具物品应有适当安排和安置，注意防止有绊例或滑倒的情况。

10. 唾液能养生吗

我国古代养生学对唾液极为重视，称之为玉泉、甘露或华池之水。古人创造的“活”字，即为“干”、“口”、“水”三字组成。意为只要将舌下产生的大量津液一口一口咽下，持之以恒，就能维持旺盛的生命力，达到延年益寿的目的。

现代医学研究证明：正常人每天分泌唾液量达1500毫升，唾液中含有淀粉酶、溶菌酶、粘蛋白、免疫球蛋白等多种物质。唾液不仅有助于胃的消化吸收，而且还能杀灭口腔内的细菌，唾液还有防癌作用。日本一位教授把一些常见的致癌物质经过人的唾液处理后，再作用于细菌，结果发现细菌突变现象均趋减少。因此他提出，人们如能把进口腔内的食物嚼30秒钟以上，就可基本上消除其中可能存在的致癌物质。

《黄帝内经》中还有“饵舌下津令元数”的记载。

具体做法是：每日清晨醒来，起身端坐，凝神息虑，舌舔上腭，待口内充满津液，缓缓咽下，以意念送至脐下丹田。也可每日早晚两次，闭口合牙，用腮和舌做漱口动作几十次使口多生津液，待满口时徐徐咽下。

11. 梳头与健康长寿有什么关系

梳头使头发整齐，并可梳成各种发型，美化容貌，此外，梳头也有益于健康。

当您用梳子梳头，梳齿在头皮上轻轻划过时，就会使头皮的神经末梢受到刺激，从而调节头部的神经功能，松弛头部神经的紧张状态促进血液循环。神经衰弱或由于失眠、思虑过度而引起神经性头痛的患者，每天用梳子轻轻刮几下头皮或梳头三至五分钟，有助于消除这些不良症状。这是因为梳子如同对头部的穴位进行了按摩，对大脑、耳、眼起了一定的保健作用，如果每天早晨梳头之后，再对某些穴位进行按摩，就会头脑清醒，有益于一天的学习和工作。

梳头时，要用梳齿不太尖的梳子，免得划破头皮，也不可用力过猛，以防带落头发。

有些人头发焦枯，喜欢用些发蜡和发油加以保护，这是可以的，但要注意常洗头，保持头发干净和良好的状态。不要长期使用染发膏或染发油，染料对头皮产生的刺激会使头发只脱不长，导致秃顶，美国专家对25人做过详细调查，发现他们都是长期使用染发剂后在2年~20年间秃顶的。其实，头发的寿命和色泽主要决定于全身的健康状况，如果营养不良，过分焦虑，头发就会随之焦黄，早衰和脱落，所以，增加营养，心情舒畅，特别是补充一些头发生长过程中所必须的铁、硫和维生素A等是重要的。

头发能否保持良好的状态，还与理发时是否电吹风过多有关。不应过勤，也不可多用肥皂，一般5至7天洗一次即可，不要用碱洗头发，少用电吹风，也不宜用温度过高的火钳和电热器烫发，以免头发枯黄、发脆。

头屑多的人，梳完头后可用篦子篦一篦。篦齿不要太密，免得头发受到强力牵拉造成脱发。

12. 老年人保护好双脚有利于健康长寿

俗话说："人老先从脚老"，就是说人们衰老往往是先从脚开始。脚发生了疾病，将会加速衰老的进程。当人进入老年后，由于脚部血管硬化，血液循环不良，最容易引起感染和发生脚疾。为了保持老年人脚部健康，需注意以下几个方面：

每日用温水及中性肥皂洗涤，保持双脚清洁。洗脚后注意擦干，特别是上趾缝间。如脚汗过多，要使用含药物的爽身粉，因为潮浊的脚比干燥的脚容易发生感染。如脚部皮肤干燥破裂，每晚洗脚后用润滑油摩擦脚部，以保持脚部皮肤柔软。

不要穿过紧的袜子，因为袜子过紧会阻碍脚部血液循环引起脚疾。天气寒冷时要穿厚袜子和保暖的鞋。老年人的脚如被冻伤最容易引起坏疽，故应保持双脚温暖。棉织品袜子比毛袜子和尼龙袜更适合老年人穿。如天气十分寒冷，可在棉织袜子外面套上羊毛袜子。

不要以一个姿势站立过久，因为这样会使脚和腿的血液回流发生困难，造成脚部肿胀。

下雨时外出应穿雨鞋，弄湿了脚会使腿部血管发生痉挛，从而影响血液循环发生脚疾。

如有鸡眼或老茧，应迅速治理，不要自己割治，以免发生危险性感染。

脚趾甲剪齐平即可，不要把脚趾甲两角剪的过短，那样会使脚趾甲长入肉内，引起感染溃烂。

如脚部抓破或轻度割伤，不要用强烈的清毒剂，因为过分的刺激伤口，害多益少。用肥皂和水把伤口洗净，也可达到一定的目的，可以用红汞涂抹，然后用干净的纱布敷上便可。

如患脚气病应迅速医治，同时应多吃些蔬菜、动物肝脏、糙米糙面等食物，以补充维生素 B_1。

晚上睡觉如果双脚寒冷可穿袜子睡。老年人常用热水暖脚，因感觉迟钝，容易发生烫伤，最好不要用。

除非医生吩咐不能动，否则每日应坚持散步。

另外，老年人穿鞋也应讲究，要穿大小胖瘦合适的鞋（布鞋、皮鞋、塑料鞋），以免脚被磨破。鞋头不要太尖，以免挤迫脚趾。夏天要穿透气的鞋，防止造成脚汗太多。老年妇女不要穿高跟鞋，最好选用胶布鞋为宜。

13. 雾天清晨不宜在户外锻炼

很多老年人都有晨起到户外健身、呼吸新鲜空气的良好习惯。据计算，人安静时每天可吸入 1 万立升空气，其重量相当于每天摄入食物饮水量的 10 倍，活动时吸入空气更多。进入人体的空气在肺泡表面进行气体交换，其总面积达 50 平方米，为体表面积 25 倍。显而易见，一旦吸入受污染的空气，污染物很容易经呼吸器官跑到身体各处。

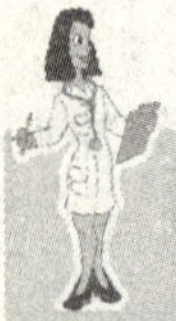

健康小贴士

据资料表明，经常吸入污染空气，使人易患气管炎、支气管肺炎、哮喘、肺气肿，并增加肺癌的患病率，对老年人和心肺疾患者特别有害。为了减少空气对健康的影响，我们应该注意到户外活动的时间和场所。

传统的观点认为，清晨是一天之中空气最新鲜的时间，越早空气就越好。很多人天不亮就到户外活动。但是近年来对大中城市进行的空气采样分析表明：凌晨的空气有时比中午更混浊，特别是浓雾之晨的户外活动，对身体弊大于利。

14. 腰围与寿命有何关系

一个人的腰围比其臀部更细的话，即使体重过大，也会保护良好的健康。这是瑞典医学研究人员经过20年的研究和观察后，得出的结论。

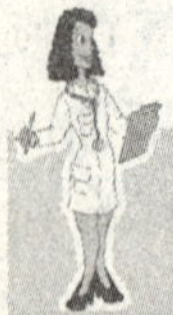

健康小贴士

从收集到的主要统计数字中发现，腰对臀的尺寸比例越大，因心脏病而猝死的危险性越大。这种预测在预测心肌梗塞等方面，远比测量血压、胆固醇和脂肪含量更准确。

瑞典专家检查了 855 名男人，追踪观察了 20 年之久，检查了 1462 名妇女，追踪观察了 12 年之久。他们发现 50 岁的男子中，体瘦而肚皮大者，在 70 岁以前 29% 有死亡的危险；而体胖腰细者，只有 5% 可能性。若一个男人其腰围与臀部同样大，属于最危险的范畴。

从体形预测健康状态的方法，亦适用于女性。不过，腰与臀的比例测定健康情况的尺度对妇女不一样，因为女性骨盆尺寸不同。如腰部在 67. 6cm 以下，纵使身体过胖，危险性也较小，但若其腰部在 77cm 以上，危险性就较大。

15. 爱好广泛与长寿有什么关系

长寿者往往有很多爱好。有位日本医学专家专门调查了百岁老人，占 81% 的人在青壮年时期都喜欢参加社会活动和文体娱乐活动，这样可以推迟和延缓脑细胞的衰老。

爱好是人为培养的。中年人勤奋工作之余，需要培养一些业余爱好，如花、鸟、虫、鱼的养殖，绘画、书法以及参加各种文体活动等，这不仅可以增加知识，还可以陶冶情操，锻炼意志，增加乐趣，丰富生活。人到了老年，大多离开了自己的工作岗位，生活内容更容易单调，少数老年人还易产生孤独、忧郁的心理状态。培养自己多方面的兴趣与爱好，适当参加各种文体活动、社会活动，是获得长寿的重要途径。

16. 最容易短寿的是哪些人

日本医学家经过大量的研究，已经证实下列十种人容易早死。

（1）嗜烟如命的人；

（2）心胸极度狭窄、忌妒成性、动不动就大发脾气的人；

（3）经常酗酒的人；

（4）个人生活规律无常，根本不讲养生之道的人；

（5）生一点小毛病就吃药，一年里吃药打针不计其数的人；

（6）有了毛病却硬熬，不去诊治，听之任之的人；

（7）性生活过度的人；

（8）成天心神忧郁不振，闷闷不乐或悲喜过度，对任何事情都不感兴趣的人；

（9）一个朋友都没有的人；

（10）从来不参加任何体力活动的人。

17. 女人为什么比男人长寿

一般情况下，女人的寿命比男人长。虽然某些病对女人的威胁很大，例如乳腺癌，子宫癌，怀孕期间的疾病，难产时，女性患贫血的机会也较多。但其他疾病，男性的死亡率就比较高。女性为什么比男性长寿呢？原因是：

女性血中白细胞的数目比男性多。从试验中，证明女子血液中含有比男性较多的白血球，这对女性抵抗疾病有明显的帮助。白细胞中的单核细胞和嗜中性粒细胞能防御病菌，消灭病菌和其他异物；白细胞中的淋巴细胞可以产生抗毒物质，消灭体内的毒素，这就直接减少了生病的机会，寿命因而就会延长一些。

女性的遗传因素较强。据遗传学家研究发现女子接受的细胞较强。男女性别决定的关键在于性细胞中的染色体。不论男女都有24对染色体；在女性都是相同的，称为X染色体，在男性却有一对不同。假如男性细胞的X染色体和女性细胞结合，所孕育成的胎儿就是女性，假如男性细胞的Y染色体没有X活跃，所以男性婴儿的体质一般都比女性婴儿差，对疾病抵抗力较小。

女子激素的分泌比男性多。专家们认为女性的甲状腺比男性大，特别是在她们妊娠期间，甲状腺的分泌作用比平时增加。甲状腺是人体最重要的内分泌腺之一，操纵着人体的新陈代谢，对于细胞的生长和活力有很大影响，女性细胞的生存活力因此也比男性强。

由于以上几方面的主要原因，使一般女性比男性长寿。

18. 同床共枕有益于健康

“在天愿作比翼鸟，在地愿为连理枝。”年轻的情侣如胶似漆、难分难解。随着岁月的流逝，人总要步入两鬓染霜的老年期，有些人的感情似乎也渐渐“淡化”了，很少再有夫妻间的亲昵举动。有些老人出于传统观念的影响，不再与老伴同床共枕，甚至停止了性活动。这种做法显然是错误的，不利于老年人的身心健康。

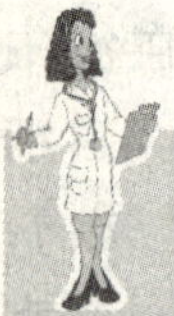

健康小贴士

大量的调查研究表明，在老年期，虽然性能力都会有所降低，但大多数老年人的性心理是正常的，依然愿和老伴同床共枕，有性需求，并有适度的性生活。

性的需求，不只是中青年人的“专利”，它可伴随健康者的一生，也是老人黄昏恋的重要内容之一。那末，老年夫妇同床共枕，进行有规律的性生活有何益处呢？

首先，同床共枕，有利于性活动的正常进行。现代性医学家认为，老年夫妇在性能力已衰减的情况下，性兴奋起动迟缓，女方阴道分泌物少而干涩，性交会有一定困难。同床而居，则可方便性交前的爱抚、拥吻，对性感区的相互刺激，有助于激发性兴奋，增强男方的勃起能力，促使女方阴道分泌物增加，有利于性交的顺利进行。而且，对老年人来说，有时仅仅通过皮肤的接触，如拥抱、接吻、触摸、爱抚等，就能使男女双方得到心理和生理的满足。分床而居不仅减少了性生活的可能，更主要的是减少夫妻之间肌肤相亲的机会，减少心理上的满足感，即使偶尔有性活动，也往往变成了匆匆的“例行公事”，极易造成女方的反感，使性生活的次数更趋减少，质量下降。

其次，少年夫妻老来伴，同床共枕，肌肤相亲，能加强伴侣意识。人的三分之一时间是在床上度过的。同榻而眠，有利于传递贴心话，进行感情交流，不但能使双方生理、心理得到充分的满足，更能促进夫妻间相互的热爱、体贴和尊重，增强相互依恋、相依为命、白头偕老的幸福感，成为夫妻感情的添加剂。若分床而居，独身而眠，难免有一种莫名的孤寂和冷清失落感，容易在感情上产生隔阂，以致貌合神离。

此外，同床而枕，便于进行有规律的适度的性生活，从而防止性器官早衰。过早停止性活动，并不意味着男方没有性冲动和性欲望。这种欲而未遂、蓄而不发的状况，常使前列腺反复充血；且前列腺液由于得不到定时的排泄，久则成为败精瘀血，可诱发前列腺炎及前列腺增生症。长期不过性生活，还会使性功能“废用性”下降，早早出现老年性阳痿。在女方，持续有规律的性生活，可使女性激素的分泌呈持续状态，阴道黏膜不致过早萎缩，分泌物不至过少，因而阴道干涩、性交疼痛的发生率较低，绝经后的更年期症状较轻，患妇科病的机会也少。而且，有满意性生活的妇女，其精神愉快，容光焕发，肌肤头发相对滋润，年龄上显得比同龄人年轻。一旦分床，停止性生活，长期得不到性满足，除了会在心理上感到压抑，引起心情燥烦、失眠头痛等症状外，还可导致盆腔慢性淤血，使白带增加，腰酸腿疼、容易疲劳等。

同床共枕，适度的性生活，还有利于抗衰防老，延年益寿。老人性活动也是一种适度的轻松运动，有助于全身神经、肌肉、关节的活动。满意的性生活会使老人确信自己的身体和脏器功能尚好，觉得青春活力尚存，能充分体验到晚年生活的乐趣。这是一种有力的精神支柱，对保持晚年的身心健康十分有益。

国外研究表明，适当的性生活还有助于防止大脑老化，刺激性激素持续分泌，使血液的流量、神经细胞的兴奋程度以及生理心理功能调节到最佳状态，从而保证食欲旺盛，睡眠香甜、精力充沛、抗病能力提高，有利于延年益寿。对长寿者的调查，也充分证明了这一点。国内研究人员对广西巴马县的长寿老人调查发现，90 岁以上的高龄老人中，夫妻同居 20 年以上者占 68%，同居 50 年以上者占 41%，同居 60 年以上者占 26%。说明和谐稳定的夫妻生活，确是长寿的重要因素。而孤身独居、离婚、丧偶，其平均寿命要比常人短好几年。总而言之，同床共枕较之分床而居，对老年人心理和生理上的满足，不可同日而语。但愿天下伉俪，感情愈老愈笃，白头偕老，百年好合，连理永结，比翼齐飞。

19. 生命在于运动还是在于静

生命在于运动，还是在于静，这个问题目前仍在争论之中。

国外一家保险公司曾对5000名已故运动员的生前健康状况做过前瞻性调查，结果发现，其中有些运动员40岁~50岁左右就患了心脏病，许多人的寿命甚至不及普通人。在日常生活中，那些终生以静养为主，很少激烈运动的人，如作家、书画家和科学家，活到八九十岁的不乏其人。在医学临床中尽管有些疾病，如神经衰弱、失眠症等需要用体育锻炼来治疗，而更多的疾病如高血压、冠心病、肺炎、溃疡病及癌症晚期等，则需要以静养来辅助治疗。20世纪50年代前苏联推行过一种“冬眠疗法”，就是用药物强制病人进入“冬眠状态”，使大脑处于深度抑制状态，达到祛病延年的目的。古代僧人、道士大多健康长寿，多半得力于经常坐禅入静。动物界中，好动的动物比喜静的动物的寿命要短得多。人们常说：“龟鹤延年”，龟是最不爱活动的常年呈静伏状的长寿动物；鹤喜独处，习行时动作轻柔而缓慢。

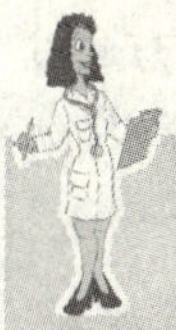

健康小贴士

生命在于静，不是吃饱了整天睡觉，而是一种养生方法。究其实质，乃是外表静止而全身仍在运动着，如血液循环、呼吸、内分泌、消化系统，即便是肌肉，也在进行张力运动，神经系统也在进行着抑制运动的强化锻炼。这种静养是在为再次“运动”创造条件。

生命在于静，不是吃饱了整天睡觉，而是一种养生方法。究其实质，乃是外表静止而全身仍在运动着，如血液循环、呼吸、内分泌、消化系统，即便是肌肉，也在进行张力运动，神经系统也在进行着抑制运动的强化锻炼。这种静养是在为再次“运动”创造条件。

从人体生化角度分析，人体运动时氧化加速，新陈代谢增高，是消耗能量的；在静息时，还原、合成占优势，代谢降低，是储藏能量的。重量学家发现，人在静养状态下神经紧张度放松，呼吸、心率、血压、体温均相应降低，这种低代谢的积累效应，自然使寿命相对延长一些。

鉴于当代人生活节奏快，“动”多而“静”少，最好的办法还是动静结合，动静适宜。

20. 药物与健康长寿有什么关系

药物是几千年来人类在战胜和预防疾病中不断完善起来的。人体和药物存在着相互辩证的关系。一方面药物作为外因协助人体自身产生抗病能力，或抑制病原体消除疾病，恢复健康；另一方面，人体的组织和器官不断地作用于药物，使药物发生变化，消除药物对人体的作用甚至出现副作用。用药时要注意以下问题。

（1）正确掌握剂量。所有的药物都需要通过人体的内因发生作用，因此必须做到因人施药。

老人的器官功能有所减退，对药物的代谢排泄功能也有所降低。因此老年人的药量要略低于中年人。

妇女体重一般较轻，药量可酌减，妇女在月经、妊娠、哺乳期中有特殊的生理状态，对某些药物的反应也不同。在月经期和妊娠期中对泻药和许多强烈刺激性药物较为敏感，能反射性的使盆腔器官充血引起月经过多，流产早产。

此外，虽然年龄、性别相同，但对同一药物同一剂量可以出现不同的反应，医学上叫“个体差异”。如个别人用了催眠剂不但不入睡，反而引起焦躁不安。

用药要按医嘱规定，不要自作主张。有些人经常头痛，去痛片一把一把地吃，必然引起副作用。

很多药物都要经肝、肾解毒排出，所以肝脏、肾脏已有损坏的病人用药应减少，否则反而引起肝肾功能不全。

（2）按时用药。吃饭后体内血糖升高，所以一些降糖药要在饭后服用，一些治胃病的药应在饭前服用以起到对胃黏膜的保持作用。有些药物会对胃黏膜有刺激，应在饭后或餐中服用。当然有些药物饭前饭后服用关系都不大。

（3）重视皮肤试验。青霉素，破伤风抗毒素等药物在使用前就做皮试。青霉素过敏反应的发生率占用药人数的0.7%～10%。大多数发生于过去用过青霉素或经常用青霉素。有变态反应性疾病如哮喘、过敏性皮炎或有药物过敏史者，也容易产生过敏反应，也有初次用药即发生过敏反应的。危险性最大的过敏反应是“过敏性休克”，发病极为迅速，出现喉头水肿，支气管痉挛，呼吸困难，面色发白，血压下降等症状，严重者会在30分钟左右死亡。为防止过敏性休克的发生，必须杜绝滥用药物。有过青霉素过敏史者严禁使用青霉素。注射前必须做皮肤过敏试验，停药一天后再用药者也必须重做试验。在抢救室里还必须备好抢救药品，以防意外。

（4）要注意药物的配伍。药物配伍是指两个以上的药物同时应用。那是为了发挥作用机制不同的药物的不同功效，以增加疗效，但是并用作用机制相同的药物就没有必要了。常常看见有些患者同时用几种抗生素、几种降压药、几种降血糖药、几种血管扩张药，这种做法不可取，应按医嘱服药。

（5）药物与胃炎。药物服入后首先要在胃内停留，要与胃黏膜较长时间的接触。有些药物可以造成胃黏膜的损伤，损伤胃黏膜的药物有阿司匹林、保秦松、皮质类激素、磺胺类、氯化钾、洋地黄、金霉素等。特别是用量过大或用药过久，更易发生损伤。临床上把由药物引起的胃炎叫做药物性胃炎。

虽然通过注射用药也会引起药物性胃炎，但大多数是由口服用药造成的。药物性胃炎的轻重不一，多为上腹部不适，疼痛、食欲减退，恶心呕吐等；严重者可以有明显出血，甚至产生溃疡。为了防止药物性胃炎的发生，不应擅自用药。过去有胃炎史或溃疡的人，应尽量不使用上述对胃有刺激的药物，没有胃痛的病人，在用药后出现胃痛症状时就要警惕是否产生了药物性胃炎。

21. 老年人要合理用药

尽量少用药物，注意饮食调治。在用药时，因老年人常常患有多种疾病，自己总担心只服一两种药物，不能很好地治愈，所以往往要服用多种药物。其实，过多地使用药物，是老年人药物治疗中副作用多，严重并发症多的重要原因之一。一般说，用药的种类愈多，时间愈长，副作用也愈多。对那些患有多种慢性病的老人，必须服药，又要充分注意服药的副作用，尽量少用药，或不用药。

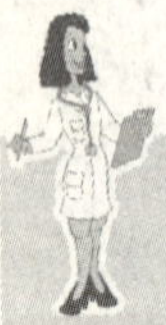

健康小贴士

用中药，一般认为比西药安全，但也要力求避免不必要的重复或服用过度。因为许多药也要经肝脏代谢，肾脏排泄，不适当地过度地使用中药，也会加重肝脏肾脏的负担，对健康不利。

应用抗生素须加倍小心。老年人对抗菌素一般都能耐受，发生危险多数是由于应用不当。老年人在应用大剂量的青霉素时，要注意防止钠和体液的潴留，或血钾的过低。羧苄青霉素及羧噻吩青霉素的大量应用，可能产生神经毒素反应。对有显著肾功能不全的患者应避免使用四环素，因它不仅直接加重已有肾功能不全，还能引起代谢分解，甚至产生氮质血症，酸中毒或死亡。

一般情况较差的人，使用抗生素时间较长，可发生二重感染，如白色念球菌病，葡萄球菌肠炎等。这些病常比原来的病危险性更大，死亡率高，应当注意，力争避免。

老年人的用药剂量。有人统计，60岁以上的老年人用药后，可能发生的不良反应是青壮年人的两倍半。80岁以上的老年人更为显著。老年人肝脏对于某些药物的代谢很慢。对于副作用较大的药物，应从小剂量开始使用，逐步增加。如心力衰竭的老年人，如果有明显的肾功能减退，对地高辛一类的药物采取常用剂的1/2～1/3比较合适。

补药和维生素。老年人的五脏六腑逐渐衰虚，常有阴阳失调，气血亏虚，精液不足等衰老表现。对于年老虚弱，首先应食补，食补应用得当，有时甚至可收到药物所不易达到的良好效果。因此，古代医学家常强调“药补不如食补”。对于虚象比较显著的，服用一些滋补剂，对身体会有益的，但一定要经医生辩证使用补药。即：“气虚补气，血虚补血，阳虚补阳，阴虚补阴，这样才能收到良好的效果。丸药缓补，对老年即安全又有效。但对无虚象的老人切勿乱服补药，补药应用不当，不仅无益，还可能使病情加重或复杂化，因此，切不可滥用补药。

至于维生素，对多数老年人而言只要食物摄入量充足，无偏食习惯，一般不会缺乏。如果食欲不佳或消化吸收功能不良，可以适当地补充一些维生素，不过剂量不宜过大，否则不仅浪费药物，还会引起不良反应。例如维生素 C，一般每日剂量 0.3 克，如果每日剂量超过 1.5 克，就可能引起胃部不适，促进泌尿系结石的形成，对糖尿病及心血管疾病产生不良的影响。

22. 老年人用药应注意什么

为了避免老年人用药过多，减少药物副作用。建议采用下列措施：

（1）对患有多种疾病的老年人，应分别轻重缓急，先后用药。

（2）对于某些慢性病引起的疼痛或其他不适，尽可能考虑用理疗、针灸或中药治疗。

（3）对老年人忧虑症时的常见症状，如焦虑出汗，口干或噩梦等，一般不给服药或给以谷维素等一类作用缓和的调节神经药物。

（4）用多种药物治疗无效时，不要只考虑增加药物剂量或药物种类，有时减少药量或种类，反而可以获得良好的效果。

（5）尽量使用医师及老年人都比较熟悉的药物。在治疗过程中，发现新的症状或不适时，应当首先考虑是否减药或减量，而不是首先考虑增加药物。

（6）要经常想到药物既能医病，也有副作用。医生对老年人应定期检查所服的药物，及时减少药量或停药，避免用药过久，发生副作用。

（7）老年人准备服用新药时，必须先征得医师的意见，千万不要自行用药。

23. 知足的人易长寿

我国民间广为流传“自知其乐者高寿”的格言。知足常乐是指能自己控制情绪，长期保持乐观的心理。在日常生活中，老年人要做到“五知足”：

（1）饮食知足。科学饮食，讲究“早好，中饱，晚少”。尽管人各有异，老年人养生，应以知足为原则，一是以有“饱感”为宜，不宜因可口，饮食过度；二是宜少食而多餐，不可临喜筵而贪杯。

（2）遇事知足。在现实生活中，老年人要学会暂时排遣自己的烦恼。生活往往会受多种因素的制约，不管遇上多么不愉快的事，也要努力摆脱精神上的负担，不要把自己的坏情绪转嫁给周围的人，只要心胸开阔，遇事想得开，心情就会舒展而愉快。

（3）劳作知足。劳动创造世界。但是，由于人的体力、脑力在一定时间内是有限度的，过分劳累，对老年人的身体有害。因此，老年人劳动，一定要做到“三适”，即：适体、适量、适度。

（4）睡眠知足。科学研究证实，老年人适量的睡眠，可以使机体消除疲劳，有利于恢复体力和精力。但是，过多的睡眠，会使人情绪低落，头昏脑涨，于健康无益。

（5）房事知足。科学研究证实，老年人保持正常的性生活，对双方的身心健康都有好处。但是，如果纵欲，有害无益。

24. 老年人保持心态年轻易长寿

在日常生活中，老年人如何保持年轻的心态呢？以下几招不妨借鉴：

（1）保。中老年人要多用脑，保持大脑的活力，有利于长寿。如坚持读报看书、绘画、下棋，培养多种兴趣爱好。研究表明，经常用脑的65岁老人，其脑力并不比不爱动脑的35岁的青年人差。

（2）活。中老年人经常活动手指，做两手交替运动及转动健身球，可以刺激大脑两半球，具有健脑益智、延缓大脑衰老的作用。

（3）转。中老年人经常转换不同性质的生活方式，有利于长寿。例如：在读书、写作后，应及时转换另外不同性质的活动，使大脑神经松弛，不过分疲劳，使脑力保持最佳状态。

（4）参。中老年人经常参加社会活动和体育活动，有利于长寿。特别是结交一些年轻朋友，以接受青春活力的感染，经常保持愉快的情绪，脱离孤僻的生活环境。

（5）睡。中老年人睡好觉，保证睡眠充足，有利于长寿。在日常生活中，中老年人要学会规律地生活，合理安排作息时间，保证一天有7小时左右的睡眠时间。

（6）调。中老年人在饮食方面，要坚持做到粗细混杂，荤素搭配，少吃一些动物脂肪和含糖类食物，有利于长寿。

（7）听。中老年人常听优美动听的歌曲，有利于长寿。优美的旋律，可以调节中枢神经系统的功能，使人有一种心旷神怡、欢乐的感觉。

25.“贪玩”的老人长寿

“贪玩”是孩子们的天性，但不是孩子们的“专利”。老人若能“贪玩”且“善玩”，对健康会非常有益，也是养生的一种有效方法。

（1）走。老年人不要深居简出，要常到户外走走，不仅可以呼吸新鲜空气，以利“吐故纳新”，而且可以活动活动筋骨尤其是双腿；更重要的是有一定的时间可以接触到阳光，可促进合成维生素D，改善肠道对钙的吸收，以预防骨质疏松症的发生，对老年人的强身健骨大有帮助。

（2）动。老年人经常参加一些动脑、动嘴、动手、动脚而又有益身心健康的文体活动，不仅可能增长知识，提高技巧，而且能愉悦身心，提高身体素质和抗病能力。唱唱歌，跳跳舞，对楹联，猜谜语，下棋，一方面心情愉快，精神振奋；另一方面可减少消极的自我暗示和“人老了”、“不中用了”等等失落感和自卑感，使不良情绪得到转移与消除，促进身心健康。

（3）学。儿童智力玩具同样适合老年人。不妨“返老还童”，经常拆装玩具，甚至自制玩具，通过开动脑筋，积极思考，使大脑得到有效的运用，从而使大脑越用越灵，越用越活，越用越聪明。

（4）笑。笑是一种情绪调节剂，当疲劳时，经过一阵笑，疲劳会随之消失。生理学家认为，笑是心理健康的最好体操，大笑时，骨骼肌反复收缩，笑后的一段时间内则处于松弛状态，可缓解紧张情绪，改善睡眠状态。另外，笑可牵动面部肌肉运动，使人容光焕发。

26. 长寿老人多有家族长寿史

根据寿命与遗传的关系，有人提出寿命可以通过计算他的父母、祖父母、外祖父母 6 人死亡时的平均年龄加以预测。就是说，这 6 个人如果不是意外（如车祸、传染病）死亡，他们的平均寿命应略等于自己的寿命。

寿命遗传模式是指长寿家族与后代长寿子孙之间纵的关系，就是用何种遗传方式影响下一代的寿命。我们从实践中概括出三个模式：（1）多代连续模式。可追溯到长寿者直系祖先 3 ~ 5 代都有长寿史。但由于时间跨度太长，除有家谱可查的长寿老人外，一般只能回忆 3 代，如父母、祖父母年龄中都有达到 80 岁以上者。（2）隔代遗传模式。即长寿者父母并不长寿，但他们的祖父母或外祖父母（隔 1 代）或曾祖父母（隔 2 代）长寿。（3）两代连续模式。在进行家族史调查时，只发现长寿者的父或母长寿，其上代没有长寿的祖先。

寿命遗传除上述三个模式外，还有约占 40% 的长寿老人没有发现有家族长寿史，同时上述三个模式也不是固定不变的。四者之间的相互转变取决于许多生物学因素（自然灾害、传染病流行等）和社会因素（战争、车祸等）。例如我们曾分析 100 例长寿老人共生育 608 名子女，其中 40% 在婴幼儿时期便死于各种急性传染病，这就有可能使他们的下一代子女中不出现长寿者。四型之间的相互演变有时要以通过他们的旁系亲属长寿史，如伯父、舅父、姨母等的长寿加以佐证。

27. 老年人“九勤”易长寿

（1）老年人脑勤，有助于长寿。英国专家用超声波探测发现，勤动脑者的血管经常处于扩张状态，血液供应充足，衰老明显推迟。美国科学家分析了500名55岁~95岁老人的智能状况后，所得出的结论是：老年人记忆力的衰退，主要原因是长期不用脑，使大脑置于“荒废”状态。最新研究表明，人的大脑前叶容量到80岁时，才逐步地减少。不是像以前认为的那样，是缘于脑细胞的逐年坏死，而是神经细胞的体积变小、神经突触减少，所造成的起连接作用的“开关点”数量相应减少了。如果能施以适当刺激，则可以使部分、甚至全部功能得到恢复。在日常生活中，老年人经常阅读、交流、回忆乃至辅导孩子学习等活动，不失为激发脑功能的妙法。日本专家特别向知识型老人推荐学一门外语，其奥妙在于，学习外语对脑功能的激发与锻炼最大，效果也最好。

（2）老年人手勤，有助于长寿。现代医学研究证明，遍布双手的神经末梢与大脑有着极其丰富的联系，通过对双手的刺激，可以激发脑功能。挪威科学家的对比试验显示，经常活动手指，比用死记硬背方法更能增进大脑活力。我国传统的“玩健身球”、“搓核桃”等养生法与现代医学研究的成果不谋而合。此外，练书法、弹钢琴、编织等皆是良好的健脑方法，只要持之以恒，受益匪浅。

（3）老年人脚勤，有助于长寿。现代医学研究认为，双脚虽处于离大脑最远的部位，但两者之间有着密切的联系，勤动脚在养生方面，有着独到的健脑益智作用。因此，有“脚为心之泵”、“脑的炊事员”之说。在日常生活中，老年人勤洗脚、搓脚心，挠脚、踢脚等方法，可以刺激涌泉穴与脚底神经，供给大脑以充足的能量，有助于调节情绪、活跃思维，有利于长寿。

（4）老年人勤于咀嚼。所谓多咀嚼，是指在就餐时细嚼慢咽，或适当食用一些有一定硬度的食品，其作用有“异曲同工”之妙。由于老年人牙齿松动、脱落等原因，在饮食方面，不容易将食物嚼得很细，只有细嚼慢咽，才有利于营养成分的充分吸收。

（5）老年人勤于咽津。祖国医学早有“咽津益寿”之说。早、中、晚各进行一次，长期坚持，对长寿必有好处。

（6）老年人勤少食多餐。在饮食方面，老年人一次进餐量过多，比少量多次进餐容易发胖，心脏的负担也会加重。尤其患有心脏病的老人，更应该勤少食多餐，每日以4～5餐为宜。

（7）老年人勤于叩齿。牙齿的松动、脱落，会使人加速衰老，易引起多种疾病。用上下两列牙齿较有力地互相叩击，每次叩击40次，同时用手掌小指轻擦颈部，对预防老年人的常见病，具有较好的作用。

（8）老年人勤于交谈。在日常生活中，老年人不要默不作声，要常和他人交谈。通过交谈，有利于身心健康，对预防老年人的常见病也大有裨益。

（9）老年人勤于述病。老年人有了某些疾病的症状，常不注意，或误认为是衰老的必然结果。其实，某些轻微的、不典型的症状，往往可能是大病的前兆。因此，老年人一旦不舒服，应向亲人、医生详细叙述，争取及早得到治疗。

第八章 名人谈长寿

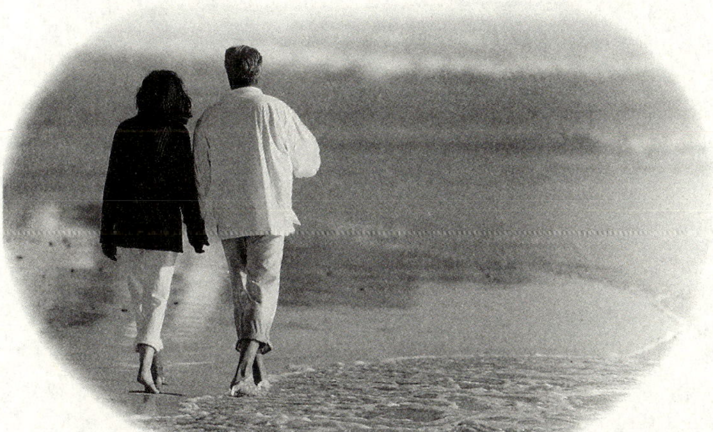

1. 毛泽东谈如何长寿

毛泽东在谈徐特立的养生法时，曾概括为：“基本吃素、坚持走路、心情舒畅、劳逸适度。”后来，他又把这四句话修改为“基本吃素，饭后百步，遇事不怒，劳逸适度。”

毛泽东谈长寿之道时，还讲过：“动为纲，抑喜怒，少量酒，多吃素。”

2. 康德的三条健身法

18 世纪的德国哲学家康德，虽体质较差，但注重健身方法，活了 80 岁。康德认为，每个人都有使自己成为健康人的方法，他概括为 3 种：

（1）要使头、脚、胸保持冰凉状态。用冰水洗脚，为的是不使离心脏远的血管衰弱。

（2）要少睡觉，只在夜间睡觉，要睡的短而酣。

（3）要多活动，自己照料自己，坚持散步。

3. 陆游的长寿秘诀

我国宋代著名爱国诗人陆游，一生读书三万卷，写诗万余首，活了85岁。他的长寿要诀有以下几点，豁达乐观，喜欢体育，坚持劳动，常练气功，生活规律。

4. 姚雪垠谈长寿

（1）不吃过量之食，尤其晚饭量要少，不爱吃零食。

（2）不饮过量之酒，每天早午饮，最多不超过50克。烈、次酒不喝，专喝自泡的有营养的药酒。

（3）不吸烟。

（4）早睡早起，劳逸结合。

（5）坚持锻炼身体。

（6）重视牙齿保健。

（7）心胸开朗，积极乐观，虽历尽挫折，但没有消沉，时时向前追求，永远不懈努力，愈活愈有信心，愈老愈有劲头。

5. 孙思邈的养生之道

唐代名医孙思邈活到了 101 岁高龄。他曾提出“十二少”作为养生长寿之道。即：少思、少念、少事、少语、少笑、少愁、少乐、少喜、少怒、少好、少恶行、少欲。

6. 欧阳修谈长寿

应以自然之道，养其自然之身，劳动锻炼对人的长寿有绝对好处。他说：“禹走天下，乘四载，治百川，可谓劳其形矣，而寿百年。颜子肃然卧于陋巷，外不诱于物，内不动其心，可谓至乐矣，而年不及三十。劳其形者长寿，安其乐者短命。此所谓的自然之道，养其自然之身。”

7. 王首道的养生之道

时任中顾委副主任的王首道，80 多岁高龄时，身体还是那么硬朗，鹤发童颜，经常参加社会活动，深入基层调查研究。这得益于每天早起打太极拳，做练功十八法，风雨无阻。吟诗练字是他的爱好，既陶冶性情，又保持身心健康。他经常听广播、读报纸，保持耳聪目明。他在院子里种了很多西红柿、玉米、草莓等，常年果实累累，给他带来丰收的喜悦。他在自己的生活简则中写道："生活订简则，事小意义长。起居有规律，饮食有定量。运动是生命，锻炼要经常。胸怀天下事，阅读增力量。闲来多练字，身心更健康。琐事勿烦恼，乐观心欢畅。出外作调查，心中有理想。莫道桑榆晚，余热也增光。"

8. 任仲夷谈长寿

时任中顾委委员的任仲夷，谈笑风生，神采飞扬，不像年逾古稀的老人。他的健康经验，在于三个"不"字：一是情绪不烦，思想豁达，心情开朗，遇事心平气和，这样对身心健康是十分有益的；二是思想不闲，经常进行脑力活动，保持思维敏捷，可以延缓衰老；三是行动不懒，每天坚持做保健操。任老热爱生活，兴趣爱好广泛，喜欢练书法、种花养草，这样可以陶冶情操。他还有一点体会，就是有病要及时治疗。1985 年他得了脑血管病，由于治疗及时，并注意调节生活，很快恢复了健康。

9. 文坛寿翁苏局仙谈长寿

文坛寿翁苏局仙，百岁仍然精神矍铄，思维敏捷，每天练字作诗不辍。为什么能这样长寿呢？他说："人应该遵循自然，持以乐观，置生死于度外。人要始终保持良好的心境，愉快是长寿的重要因素。不为小事而生气，万事都要想得开，才能长寿。"他曾立下嘱书，志愿捐献遗体，并赋诗一首："命终即付医家手，此生已了乐陶然。"他每天习字、写诗，专心致志运用指力、腕力、臂力，舒筋活血，起到静心养神的作用。他每天 3 次绕八仙桌行走 1200 步，作为别具一格的体力锻炼。饮食以蔬菜为主，适量鸡鱼肉蛋。子女孝敬，细致照顾老人，也是长寿的关键。

10. 大画家刘海粟的长寿之道

十上黄山，是 90 多岁的著名画家刘海粟大师的长寿之道。刘老一向胸襟坦荡，光明磊落，与人为善，不论大事小事，从不斤斤计较，也不心烦，不生气。他曾遭受"反右"和"文革"的挫折，在困境中仍然豁达乐观。他发生过两次中风而住院，仍然吃得下，睡得着。他发奋作画时，什么烦恼都忘了，游览黄山是他莫大的快慰。刘老通过旅游写生，风里来，雨里去，跋山涉水，不仅锤炼了意志，也锻炼了身体。他已是第十次登黄山了。刘老勤作画，90 多岁高龄时，仍不服老，曾在诗中写道："笔墨时漓吾岂老，"仍愿继续攀登艺术高峰。他说："我希望健康长寿，不是为了个人享福，而是为人民，为社会主义祖国多做贡献。"刘老注意饮食，不偏食，不挑剔食品的粗细和味道，但注意食物的结构，力求荤、素、咸、淡相宜。他喜欢吃鲜鱼活虾，爱吃稀饭和软饭，不吃油腻食物。

11. “补白大王”郑逸梅谈长寿

著名“补白大王”郑逸梅老人，虽已97岁高龄，仍然精力充沛，情趣饱满地奋笔疾书而不懈，焕发出革命的青春活力。他说，由于他的心胸开阔，对浮名虚利一切看得很淡，从不烦恼，处处心平气和，甚至在“文革”期间被揪斗时，仍然默默地背诵着“两岸猿声啼不住，轻舟已过万重山”的诗句。他认为，自得其乐，不仅可以使身心健康，还是战胜病魔的法宝。他善于调节写作和休息时间，把接待友人来访，谈古论今，读书、摩挲古物，浏览书画等作为松弛大脑的妙方。他有很多的有趣闲章，都是记述他的写作生涯的，常常拿出来看看，能激发自己对生活，对前景的热爱。他喜爱体育活动，常以散步来锻炼身体。他生活极为简朴，自奉甚俭，不讲究吃穿，烟酒也与他无缘。

12. 著名教育家苏步青谈长寿

上海复旦大学名誉校长，著名数学家苏步青教授，被誉为“全国健康老人”，虽年已九旬，仍然精力充沛，著书立说，并为教师办培训班，带研究生。人怎样才能健康长寿呢？他认为：一要动。上了年纪的人，要多找事情做。如果饱食终日，无所事事，对健康绝无好处。但不能过于劳累，要善于调节精神生活，业余爱好要广泛；

二要豁达大度，心胸开朗，保持心情愉快。对前途要有信心，对事业要有责任感，保持精神振奋，就会驱邪祛病。如果整天唉声叹气，愁眉苦脸，对健康是不利的。三要生活规律，最好每周安排作息时间表，使工作、生活有条有理，并要坚持锻炼，风雨无阻，持之以恒。四要饮食荤素合理搭配，少吃肉类，多吃蔬菜，不偏食，不贪嘴，茶酒适量。

13. 著名作家唐韬老人谈长寿

著名作家唐韬，60 多岁时，患过冠心病、心肌梗塞和糖尿病，由于治疗及时，保养得法，至 80 多岁时，仍然神情爽朗，毫无老态龙钟之感。他的体会：一是心境泰然。他经历了多少风风雨雨，但从不把往事搁在心上；二是笔耕不辍。他几乎每天写作，他说，忙碌起来，一切烦恼都会忘掉。一旦作品问世，心中感到莫大安慰，精神更加振奋起来；三是注意饮食和睡眠。他每日三餐，多吃蔬菜和含蛋白质的食物，夜晚按时入睡。

14. 全国侨联老前辈张国基谈长寿

全国侨联老前辈张国基老人，虽然两鬓如霜，但精神矍铄，步履稳健，耳聪目明，令人称羡不已。他认为，一个人要想健康长寿，首要的一条是运动，而且要持之以恒。老年人要适当参加体育活动，干点家务活也是一种运动，这才能增强人体的抗病能力。他还认为，老年人除注意饮食营养之外，要经常洗澡，以促进血液循环，使人精神充沛，增加食欲。他深深体会到老年人参加社会活动的重要，这不仅能密切联系群众，而且丰富了自己的精神生活。

15. 辛亥革命老将张任天的养生之道

参加过辛亥革命的张任天，是百岁开外的老人。他的养生之道是："一切任凭天意，顺应自然。随意而至，随遇而安；饥来吃饭，困来即眠，行则行，住则住，天下到处都是我的归宿。"他坚持早起早睡。凌晨起床，看报读书写回忆文章，偶尔也练习书法。早晨他即手扶杖，拎小包，开始散步远足，在城隍山下、西子湖畔，到处留下足迹，人称"游侠老人"。他的饮食不分粗细荤素，有什么吃什么，常常是走到哪里吃到哪里。他不相信补品，他说："幽默、乐观、豁达大度，常开玩笑，才是延年益寿的良方。"

第九章
长寿法则、歌诀、谚语

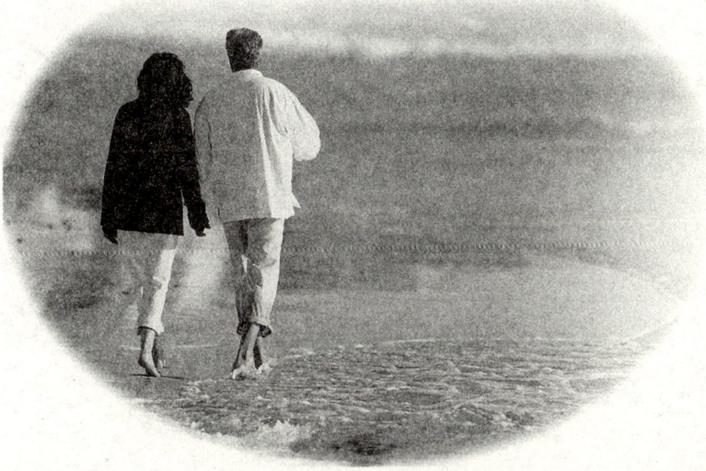

1. 健康长寿十二字经

“动为纲，素经常，少烦恼，酒小量”，谓之曰十二字健康长寿经。它综合了千百万老寿星之秘诀而成。忆往昔，20 世纪 60 年代流传着：“吃饭不要饱，走路不要跑，遇事不要躁，睡觉要睡好”。到了 70 年代有所发展，新的色彩在鼓舞着老年人向长寿迈进，流传着这样的秘诀：“基本吃素，坚持走路，劳逸适当，心情舒畅”。到了 80 年代又有发展，说什么“老人切忌静，动中求生命，食量不可饱，乐而助长生。”说的都有道理，但都离不开一个动字。

日本有位老年学专家说：“老人忌孤独，切莫静中过，君欲延年寿，动中度晚年”。讲述的也是这个道理。

不妨各自领略，在实践中提炼总结。

2. 长寿的“十要十禁”

（1）十要

①吃要素。年迈人谷食为主，蔬菜谷类结合适当。素食淡菜，

保护胃气充盈。

②睡要好。睡眠时要静，睡必定时，睡中要以枕巾置头顶上部，以保持一定温度，增加睡意，并防风。

③起要早。早睡早起，散步于庭，呼碳吸氧，以使智生，气血调协，容颜焕发。

④饮要适量。饮水与茶酒，均需适量，多则会使气血失调，导致胖瘦，温冷失常。

⑤坐息要稳。安稳坐息，闭目养神，恢复脑力，稳息延年。

⑥发要常沐。沐发疏通脑络、血管，防止白发、脱发，增强记忆，神清气爽，常年健壮。

⑦邪风要避。虚邪贼风，多从肌表毛孔侵入，睡卧时必须门窗严闭，以防偏风袭入肌体，发生各类疾患。

⑧服药要少。药物是对疾病的对抗，应适可而止，多则有害，或守繁中毒，或抗药无效。少用或不用，可保持自身的抵抗活动

⑨尿便要通顺。尿便通畅、保持精力正常。大便干燥，小便频数，皆是神经虚弱的表现。要得胃肠清，必须大便通，小便清。

⑩呼吸要深。深长的吸入与呼出，可保护心肺的活动机能，促进血液循环。

（2）十禁

①禁迷信。迷信是愚昧的表现，必须用科学态度待之。误听迷信，必然误事。

②禁忧思。忧愁思虑，常常使人脑虚脾弱，饭食睡眠反常，减少寿命。

③禁暴怒。暴怒伤肝，肝热上攻，引致脑充血或出血、导致脑中风之症。

④禁偏食。各类谷食，蔬菜，水果，五味皆为人体脏器所需，一有偏食，就可引起某种营养不足，易于生病。

⑤禁肥胖。肥胖是一种物质积累的病态反映；瘦人易热，肥人

多湿，胖是一种异常的现象。老年人消瘦一些确是一种长寿的好现象。

⑥禁悲伤。年老神志不足，易受感情冲动而悲伤，过度悲伤，有损心胃而寿短。

⑦禁惊恐。不知为惊，知为恐，由耳传闻为惊，目触为恐，惊恐均能伤脑，久则易患脑病，缩短寿命，道家长寿的要点之一——无惊无恐。

⑧禁肉蛋过量。肉蛋过量，脂肪堆积、血管壁内形成斑块，甚则栓塞，极易折寿。

⑨禁狂欢。脑血管病发，喜笑哭泣失常，正是病态表现，素日控制过度的喜笑，狂欢，确是老年保健的重要一环。

⑩禁烟酒。烟多碳气可凝血；酒多破血，可损伤寿命（少则活血，适量运用有微益）。禁烟酒可延年益寿。

3. 养生十戒

（1）戒饥饱失常。有些人怕胖，便长期缩食，有时甚至不食，造成摄食不足而使气血生化之源缺乏。气血衰少而正气虚弱，抵抗力下降，外邪乘虚侵袭，过饥常可发生疾病。过饱，超过了脾胃的消化和吸收能力，常导致食积停滞，脾胃损伤而出现脘腹胀满，嗳腐吞酸、厌食、吐泻等食伤脾胃病症。

（2）戒偏食。人体的阴阳是平调的，饮食过寒过热都会使阴阳失调，而致脏腑受伤。如多食生冷寒凉会损伤脾胃之阳气，导致寒湿内生，发生腹痛泄泻等症。过食辛温燥热之品，可使肠胃积热，出现口渴、腹满胀痛、便秘或酿成痈疮。

人体的精神气血都由五味所滋生，如果长期嗜好某一种味道的食物就会使此味所亲和之脏腑机能偏盛，久之可损伤其他脏腑。《素问》说："味过于酸，肝气以津，脾气乃饱……味过于辛，筋脉血驰，精神乃央。"可见，饮食偏嗜可导致某些脏腑失养而发生疾病，故当戒。

（3）戒烟酒。吸烟之害甚多，尤以诱发肺癌为首。酒饮过频、过量则损及肝、胃和神经系统。而且，烟酒对后代优生更是必戒之物。

（4）戒过度劳累。过度劳累包括劳力过度、思虑过度和房事过度等。较长时期的过度用力劳动会使人体之气损伤，久之气少力衰，神疲身瘦。过多思虑劳神会使心血耗伤，脾气损伤，可见心悸、健忘、失眠和纳呆，腹胀及便溏等症。房事过频会使肾精耗伤，腰膝酸软，眩晕，耳鸣，精神委靡等症。

（5）戒贪安少动。人每天进行适量的活动，气血才能通畅，若长期贪图安逸，既不参加劳动，也不从事体育锻炼，就会导致体内气血流通不畅，脾胃功能减弱而出现食少乏力，精神不振，肢体软弱，心慌出汗或继发其他病症。

（6）戒卧势看书。卧势看书因光线不好，眼睛与书的距离不当，常致眼睛疲劳。久之，会引起近视或花眼，同时久卧还会伤气。

（7）戒大怒情激。过度愤怒可使肝气横逆上冲，血随气逆导致肝经气郁的两胁胀痛。气逆犯胃则可见胃脘胀痛，嗳气吞酸，呕吐恶心等症。气逆乘脾可引脾部胀满、肠鸣失气，大便溏薄等症。气血并走于上则见到面红目赤，头晕头胀，或呕血，甚则昏厥卒倒，伤人太甚。

（8）戒当便而忍。大小便为人体排出的糟粕，有便不排必致肠中气滞而见腹胀不适。肺与大肠相表里，肠气不通会导致肺失宣降、卫外失固而且咳嗽。小便当排却忍而不排，必致膀胱气滞而出现小便不利，小腹胀痛等。心与小肠相表里，若滞而化热上逆，则见心烦、口干、口舌糜烂及舌尖痛等心火之症。

（9）戒寐不避风。风性善行，为百病之长，寐不避风，风邪就会侵袭人体而发病。风邪袭于肤表，则毛窍肌腠疏松，出现发热恶风、汗出头痛等症。风邪犯及肺卫，则肺卫失宣，清窍不利，而且流涕鼻塞、咽痒微咳等症。风邪客于经络，则经气阻滞，筋脉不利，而且肢体或面部麻木及关节肌肉疼痛等症。

（10）戒汗后贪冷。汗后，人体肌腠，毛窍开而未闭，此时若贪冷喜凉很容易引寒邪伤人。寒邪束于肌表，则卫阳不宣，见发热、恶寒、无汗、战栗、头痛、身痛等症。寒邪凝滞经脉，则气血流通不畅，见肢体关节疼痛；寒邪直中于里，伤及脾胃之阳则可见到腹痛、肠鸣、腹泻、呕吐等症。

4. 高龄中医谈摄生

摄生是祖国医学的一个组成部分，对防治疾病健康长寿有一定效果。善于摄生的老中医都较长寿。据有关医书记载，从秦汉到近代414名名中医，平均年龄为77.5岁，高者如孙思邈102岁，现代老中医施今墨、蒲辅周、王文后、岳美中均享寿八九十岁而终。目前身体健壮，仍在辛勤地为人民健康事业服务的老中医也不乏其人。概括起来，能够长寿有下述这些主要原因。

（1）强调“不治已病治未病”的预防疾病思想。《素问》记载：“邪之所凑，其气必虚，正气存在，邪不可干”。说明要未病先防，已病防变。前人在防病保健方面积累了丰富的经验，如静坐精神休息法，即其一端。85岁的傅再希老中医，学习清末大学者兼养生家俞曲园先生的三字养生法，获益匪浅。其法简便易行，即端坐不动，闭口不言，作深呼吸，以意送到丹田，下达涌泉。其理是稳定情绪，充养先天之气。傅老坚持数十年，使原患的老年慢性气管炎、肾炎，逐渐减轻而致消失。

散步、太极拳，气功等活动，也都有益于老人健康。气功对年老体弱者来说，应进行以意为主的内功较好。近年国内外专家研究证明气功有祛病延年之效，但宜有师指导，避免发生偏差。

针灸足三里穴位，有提高机体免疫和清化循环系统的功能。有道是："若要身体安，三里常不干"。

张志雄老中医多年服用自拟的保健汤，用紫丹参、制首乌、北沙参各15克加水煎成800毫升，作为一日饮料。此方有活血祛瘀，除烦安神，补肝肾，益精血，养肺阴、益肺气，生胃津，祛热痰之效。张老已是古稀之年，仍耳聪目明，身轻体健，虽诊务繁忙，事务从集，而无疲劳之感。

（2）重视精神情志对身体健康的影响。祖国医学认为情志的异常变化，可以引起和诱发疾病。传说楚国伍子胥为替父报仇，投奔吴国，昭关重兵把守，他心急如焚，一夜之间须发皆白。这当然有些言过其实，但也说明精神因素的影响。在社会工作和生活中，甚至在家庭内，各方面的利弊因素的刺激，是客观存在，应胸怀宽广，泰然处之，切忌生气躁怒。有意识地将自己的兴趣转向热爱事业和生活，既可提高情操，也有利于体质。有益的活动越多，无谓的烦恼就越少。

（3）调整加强先天与后天的关系。祖国医学认为"肾为先天之本，主生长发育，为生殖水谷之精，脾胃为后天之本，主受纳和运化"。营养食物皆依赖脾胃消化吸收输送全身，脾胃功能旺盛，则身体健康。人寿与先天禀赋和后天给养密切相关，禀气坚持者则寿长，禀气衰弱者则寿短。先、后天俱全者，即阴阳平衡，营卫畅达，精髓足以强中，水谷充以御外，自然健康长寿。即使先天不足者，通过调摄，可能转弱为强，先天充足，而后天反加戕害，也难健康长寿。因此，摄生必须维护先天不受损伤，“不妄作劳”。同时依靠食物的营养物质培养后天。饮食应根据老年人脾胃功能衰弱等特点，重温软清淡，忌黏硬生冷，才能使脾能升，胃得降，消化吸收良好，气血来源充足，正气充沛，增强抗病能力，保持身体健康。古代名医扁鹊说：“为攻者当洞察病源，知其所犯，以食治之，食而不愈，然后令药”。民间以姜糖汤驱除风寒感冒，鸡肫皮治食积，青果、萝卜治肺热咳嗽等均有疗效。近年来，由于对禽疗的倡导，人们说：“鱼、肉、果、菜、葱、姜、蒜，代替丸散膏丹汤。”粥对胃肠功能衰弱的老人来说，既是食物，也是养生妙品。粥能畅胃气，生津液，特别是粥油（粥的上面一层）有良好的滋补作用，也可以加入红枣、山药、莲子等，更具有补益调美之效。茶有消食化痰，清胃生津，提神利尿等作用。白天喝二三杯适当浓度的茶水，对身体是有利的。年近八旬的茹十眉老中医，十多年前就确诊患冠心病，经一段治疗休息后，根据祖国医学理论的记载，用枸杞子90克，以米酒500毫升浸泡，每晚临睡服一茶匙，从不间断。检查心电图正常，心绞痛也未发，仍参加门诊、讲课、著书等。这是因为枸杞有补养肝肾治心痛的作用，酒通血脉少饮则活血行气。

（4）注意因时摄养，顺应自然的变化。四时气候的变化，对人体健康有一定影响。由于老人阴阳俱衰，气血不足，抗病力弱，适应性差，要特别注意顺应四时气候变化。为此，宜“春夏养阳，秋冬养阴，保持阴阳协调，使六淫之邪不致侵害形体，七情之气不致紊乱神志”。同时积极主动适应和改善自然环境和条件，宜“动作以避寒，阴居以避暑”。讲究卫生，呼吸新鲜空气，避免接触有害因素。坚持规律化生活，日出而作，日落而息，保持足够的睡眠。有时失眠，不必焦虑，可以白天补睡。衣着必须“冬不极温，夏不极凉，”适时增减衣服。

“智者之养生也，必须四时而适寒暑，和喜怒而安居处，节阴阳以调刚柔。”并注意预防疾病，加强机体抗病能力，维持身体健康。

5. 调摄七情可养生

古今养生家十分重视对七情的调摄，告诫人们只有爱惜精神，戒除郁怒，加强涵养，经常保持心情恬静，方能保持身体健康和延年益寿。

人有七情，就是喜、怒、忧、思、悲、恐、惊，七情不调百病生。怒则气上，喜则气缓，悲则气消，思则气结，恐则气下，惊则气乱。

从心理学角度来讲，人的心境可使人的内心体验一定的感情色彩。当人处于某种心境之中，往往会以某种特定的情绪色彩来看待一切事物，沉浸其中，难于摆脱。

情绪固然由刺激引起，但又是人的主观体验。因此，自己要注意控制情绪，培养豁达乐观的胸襟。

6. 健康长寿五要素

（1）人类生活必须要有绿色的空间和新鲜的空气。因为生活在这绿色的树木花草环境里，视野所及春意盎然，一片生机，故而胸襟开朗身体自然健康。

（2）人类在现代化生活中必须保持活跃的好奇心，要有丰富充实的精神生活。

（3）每天必须要有适当的工作量。

（4）必须牢记，切勿饮食过量。只要营养成分适量均衡，就足以充分供给身体活动消耗而需要的营养。

（5）在预防疾病的同时，必须对疾病有进一步的认识，以便更好地医治疾病，而不只是单纯地控制疾病。

7. 长命百岁妙法

忘记你的年龄，乐观地生活。

与你所爱或知心的朋友相处，有助青春常在。

尽量微笑，记住，笑令你呼出二氧化碳，吸入更多的氧气。

保证 8 小时睡眠，夜间缺少的，在白天补回。

不要向任何压力低头，尽可能地克服它。接受挑战的人，活动充沛。

生活定目标，培养新爱好。生活目的明确又有兴趣的人，是不会衰老的。

多做健康运动，多劳动，这能去掉体内过多的脂肪，增加活力从而延长寿命。

小病早求医，在小病没有变成威胁性疾病时，就消灭它。

注意劳逸结合，尤其是做到心理平衡。在健康的心态下生活的人，一定长寿健康。

切勿孤独生活，多参加群体活动。这能使人互相赞美，从而增加自信。

8. 摄生十要

（1）慎言语。喉口招忧，自古戒之。人之元气，皆从口出，多音耗气，肺伤矣。

（2）节饮食。食饱易倦，饮多必狂。脾胃属土，土为人生之母气，母气一伤，脏腑皆无以灌养也。

（3）寡色欲。吾身三宝，精居第一，精固则气满，气满则神旺。

（4）绝思虑。心为天君，思虑多则心神耗散营卫悉损矣。

（5）慎起居。寒热温凉，四时各适其宜。风雨需要，最最勿冒其感，外感少则筋骨强矣。

（6）不嗔怒。怒甚伤肝，为害最大。盖怒气不平，杀机遂起，生理取矣。

（7）广交友。良师高友，二三可宗，交游广，其事心烦。

（8）禁劳伤。远行筋惫，久立骨痿，枯坐脉滞，贪眠志昏。

（9）惜津液。天一生水，百脉流通。口内所生，更为珍惜。

（10）省愆忧。得道之人，多回好善；学道之人，极宜去恶。时时修省，便时时觉悟。

9. 起居健身 16 宜

（1）面宜多搓。两手搓面，可使面容红润有光泽。

（2）发宜多梳。用十指梳头可以消除疲劳，清醒头脑。

（3）目宜常运。闭目，以眼球左旋右转各九遍闭目少顷，忽大睁开，清肝明目。

（4）耳宜常凝。以两手掩耳，低头仰头5~7次，头脑清静，去掉杂念，可除头旋之疾。

（5）齿宜常叩。每天清晨睡醒之时，叩齿36遍，可使牙齿坚固。

（6）口宜常闭。每日经常闭口调息，舌舔上腭呼吸均匀和缓，即可使人体气机通畅，津液自生。

（7）津宜常咽。平时口中有津液，应随时咽下可健脾胃，助消化。

（8）气宜长提。随鼻中吸气，轻轻做提肛动作稍停，即缓缓呼气。久做，可健身防病。

（9）心宜常静。经常保持头脑清静，排除杂念，可调气养神。

（10）神宜常静。经常保持神志安宁，情绪舒畅，不过度思虑，无烦恼忧怨，保持乐观情绪可以少生七情之患，使身体健康。

（11）背宜常暖。背部为肾脉之所居，足太阳膀胱之所舍，人感受风寒，多从背起始，保持温暖，可以预防感冒，固肾强腰。

（12）腹宜常摩。进食后用手摩腹，可助消化，可治疗腹胀、便秘。

（13）胸宜常护。经常用手按摩胸部，可宽胸理气，增强心肺功能。

（14）囊宜常裹。以两手紧兜外肾，闭口调息，可养肾气，固肾强腰。

（15）言宜常默。多言则耗气，缄默则养气，故言不宜过多。

（16）肤宜常沐。两手搓热，常搓擦周身皮肤可使周身气血通畅，舒筋活血。

10. 养生法三则

（1）十六字决法。《一秤金决》曰：一吸便提，气气归脐；一提便咽，水火相见。此法不拘行住坐卧，舌搅华池舔上腭，候津生时，嗽而咽下，咽咽有声，随于鼻中吸清气一口，以意为同津送至脐下丹田，略存一存，谓之一吸。随将下部轻轻如忍便状，以意力从后尾间提起，上夹脊双关，透玉枕，入泥丸，谓之一呼，周而复始，久行精神强旺，百病不生。

（2）数息法。得便常常闭目盘膝而坐，洗心涤虑，无我无人，数出入气息数至百，心神安定，性静情怡，真元生育，气血太和，亦却病延生，简易之大法也。又法，若遇心绪烦乱之时，侧卧于榻上，以下耳贴枕上，用手将上耳掩按，使无所闻，遂静心数息，数至数百，则心火下降，气爽神清，烦劳不苦，智慧聪明，此法之功神验。

（3）调摄法。节饮食，减劳碌，适寒温，避风雨，时起居，忘思起，寡欲念，戒气怒；饭后散步逍遥，以代饮食，而生精力；当腹空时，入室静坐，洗心涤滤，调养气息，以宁神志，阴阳相生，气血充中，精神强旺，寿寓延洪。

11. 起居饮食 29 则

（1）起居适、饮食节、寒暑适，则身利而寿益；起居不时、饮食不节、寒暑不适，则形累而寿损。

（2）慎起居、谨嗜欲、守中实内，长生久视，道无逾此。

（3）饮食者养形。赶快在者调其神……顺四时起居法，所以调其神也。

（4）起居不节，用力过度，则脉络伤。

（5）居处不理，饮食不节，疲劳过度者，病其余之。

（6）“高年之人，真气耗竭，五脏衰弱，全仰饮食以资气血。若生冷无节，饥饱失宜，调停无度，动成疾患……”尊年之人不可顿饱，但频频与食，使脾胃易化，谷气长存。若顿食则多饱满，缘老人肠胃虚弱，不能消纳，故成疾患……老人之食大抵宜温热，忌黏硬生冷。

（7）体欲常逸，食须常少。劳无至极，食无过饱。凡人食皆欲少而数，不欲顿而多。食不用急，急则不细；不细则损脾气，法当熟嚼令细，不食坚硬难消之物。

（8）食宜早些，食宜缓些，食宜少些，食宜淡些，食宜软些。

（9）养生之道，不欲食后便卧，及终日稳坐，皆能凝结气血，久即损寿。“流水不腐，户枢不蠹，以其动故也”。食饱不能速步走马，登高涉险，恐气满而激，致伤脏腑……食过多则结积；饮过多则居成癖。故曰大渴不大饮，大饥不大食。

（10）太饥伤脾，太饱伤气。盖脾借子谷，饥则脾无以运而伤脾；气转于脾，饱则脾过实而滞气，故先饥而食所以给脾。食不充脾，所以养气。

（11）衣食二端乃养生要事。然必购珍异之物调于体有益，岂非转多烦扰。其心所欲淡泊，虽肥浓亦不悦口。衣但安其体所习，解衣华服与体不相习，举动便觉乖宜。所以食取称意，衣取称意、适体，即是养生之妙药。

（12）无事以当贵，早寐以当福，安步以当车，晚食以步内。

（13）食养尽之，勿便过之，伤其正也。

（14）已饥方食，未饱即止。

（15）饱食即卧，乃生百病。

（16）食毕行走则长生。食止行数百步，大益人。

（17）食后常以手摩腹数百遍，仰面呵气数口，延回缓行数百步，谓之消化。

（18）欲得长生，肠中常清，欲得不死，肠中无津。

（19）春三月夜卧早起，广步于庭。夏三月，夜卧早起，无厌于日。秋三月早卧早起与鸡俱兴。冬三月，早卧晚起，必待日光，去寒就温，无泄皮肤。

（20）夏三月，老人尤当慎护，平居檐下过廊弄堂破窗处，皆不可纳凉。此等所在虽凉，贼风中人最暴。水亭林荫，洁净空敞之处坐之，自然清凉。

（21）高年之人，多有宿痰，春日融和，当眺园林亭阁虚敞之处，以畅生气。不可兀坐，以生他郁。

（22）《紫岩隐书》曰：每夜入睡时，绕室行千步，始就枕……盖行则身劳，劳则思息，动极而返于静，亦有道理……行千步是以动求静。

（23）老人贪凉兼汗，自当风而卧，多风痹。

（24）临睡前宜用热水洗脚，最好是将一切忧虑抛除净尽。或思生平惬意赏心之事，则心地光亮，神志安守。入睡必易。

（25）卧勿多言语。

（26）睡侧而屈，睡觉而伸。

（27）胃不和则眠不安。日有所思，夜有所梦。

（28）先睡心，后睡眠。

（29）时当转动，使脉络流通，否则半身板重或腰胁痛，有之。

12. 精神调摄20则

（1）凡人之生也，必以其欢。忧则失纪，怒则失端。忧悲喜怒，道乃无处。爱欲静之，遇乱正之，勿引勿催，福将自归。

（2）故智者之养生也，必和喜怒而安居处，节阴阳而调刚柔。如是，则僻邪不在，长生久福。

（3）七情不炽，百骸之病自消矣。

（4）恬淡虚无，真气以之，精神内守，病安从来？

（5）凡怒、忿、悲、思、恐、惧，皆损元气。

（6）和心、少念、静虑，先去乱神狂性之事。

（7）大凡病原七情而起，仍须以七情制服，化制以调之，时者不悟，徒恃医药则轻者增重，重者垂危矣。

（8）草郁则为腐，树郁则为蠹，人郁则百慝（音te，即潜伏的疾病）并起。

（9）情志过极，非药可愈，须以情胜。

（10）戒暴怒以养其性，少思虑以养其神，省言语以养其气，绝私念以养其心。

（11）人借气以充其身，故平日在乎善养。所忌最是怒，怒心一发，则气逆而不顺，窒而不舒。伤我气，即足以伤我身。老年人虽事值可怒，当思事与身孰重？一转念间，可以涣然冰释。

老年肝血渐衰，未免性生急躁，旁人不及应，每至急躁益甚，究无济于事也。当以一“耐”字处之。凡自然就理，血气既不妄动，神色亦觉和平，可养身兼养性。

（12）其在荡（放纵）而不收者，宜节嗜欲以养精；在滞（郁滞）而不化者，宜节烦恼以养神；在激（激愤）而不平者，宜节忿怒以养肝；在躁而不静者，宜节辛劳以养力；以琐屑而不坦夷（心胸开朗）者，宜节思虑以养心；在慈悲而不解脱者，宜节悲哀以养肺。

（13）清虚静泰，四私寡欲，知名位之伤德，故忽而不营，非欲而强禁也。

（14）凡人不可无思，当以排遣除之。

（15）遇逆境，即善自排解。

（16）人有五脏化五气，以生喜怒悲忧恐，怒伤肝、喜伤心、思伤脾、忧伤肺、恐伤肾。

（17）“百病生于气”，“怒则气上”。

（18）心常静则神安，神安则精神皆安，以此养生则寿。

（19）精养神，……精盈则气盛，气盛则神足，形体坚实，百病不生矣。

（20）静则神藏，躁则消亡。

13. 运动健身 12 则

（1）流水不腐，户枢不蠹，动也，形气亦然。

（2）水流则清，滞则浊。养生之人，欲血脉常行，如水之流。

（3）人体欲得劳动……动摇则谷气得消，血脉流通，病不得生。

（4）体欲常劳。人欲功于形，百病不能成。

（5）养备而动时，则天不能病，养略而动罕，则天不能使之全。

（6）散步者，散而不拘之谓。且行且立，且立且行，须得一种闲暇自如之态。《南华经》曰：水之性不杂则清，郁闭而不流，亦不能清，以养神之道也。散步所以养神。

（7）终日屹屹端坐，最最生死。人徒知久行、久立伤人，而不知久卧、久坐之尤伤人也。

（8）五劳所伤：久视伤血，久坐伤肉，久立伤骨，久行伤筋，久卧伤气。

（9）久行伤筋劳于肝，久立伤骨劳于肾。行不疾步，坐不至久，卧不及疲，立不及倦。

（10）老年惟久坐久卧不能免，须以导引诸法随其坐卧行之，使血脉流通，庶无以患。

（11）养生之道，常欲小劳，但莫大疲及强所不能堪耳。

（12）形劳而不休则弊，精用而不已则劳，劳则竭。

14. 防病治病 13 则

（1）防病无诀窍，卫生最重要。

（2）只忙治病不忙防，没有忙到点子上。

（3）医早不医迟，预防重于治。

（4）有病不瞒医，瞒医害自己。

（5）治病求医没巧，贵在治早治了。

（6）安定病人心，疾病去七分。

（7）急病在治，慢病在养。

（8）药疗不如食疗，药养不如食养。

（9）动为纲，抑喜怒，少量酒，多吃素。

（10）基本吃素，坚持走路，遇事不怒，劳逸适度。

（11）先进厨房，后进药房。

（12）劳逸有适度，永走长寿路。

（13）药补不如食补，食补不如精补（指精神卫生）。

15. 老年人十乐可长寿

清朝名画家高相轩总结出10条老人长寿之道，今读起仍不失其意义。

（1）耕耘之乐。耕耘虽劳体肤，然颇健身心。伏案一日，把锄半天，既享田家之乐，又能健壮人身，既不忘耕耘之劳，又有秋收丰食之望，何乐不为。

（2）把帚之乐。把帚扫地，洗桌净几，躬身举手之劳，则尘垢顿去，地净窗明，精神一快，乐趣即富其中。

（3）教子之乐。幸生陋巷，周邻皆无科名之望，吾教子以诗文书画、各徇其意，惟禁学举事业。倘子弟朴实长厚，能以艺立，自食其力，令吾无忧于后，岂不快乐。

（4）知足之乐。吾生为卑工画匠，远不若贵为卿相、富盈百万之禄食，然较吾困苦者何止千百。以此退想，公卿不足为贵，而安贫乐道，吾爱吾业，岂不一乐。

（5）安居之乐。吾所居，里人多忠厚淳朴之庄稼汉，言行实诚、和睦为习，居此仁厚乡里，不闻酷吏之呵斥厉声，亦一大乐。

（6）畅谈之乐。田间把锄，劳而歇于地头，与野老田夫纵天下世事，或测天气晴雨，或卜年景丰欠，坦胸畅谈，其乐陶陶。

（7）漫步之乐。饮（酒）不可过量，饭不可过饱，酒饭用量过多，未免令人昏沉。作画亦然，时久则疲，直起身散步于中庭，或漫步于柳岸花畦，心神焕然更朗、襟怀为这一畅。

（8）沐浴之乐。冬月严寒不宜频浴，余三季皆当常浴，暖水温和，反复淋洗，遍身轻爽，活动经脉，有健身心，真乃一乐事也。

（9）高卧之乐。每至炎暑伏天，白昼不宜作课（画），竹枕薄席，北窗高卧，熏风吹来，五内生凉，合目养神，养精蓄锐正此时，亦劳者之一乐也。

（10）曝背之乐。冬日天气晴和，每至日中，或坐场上，或倚北墙，取日晒之，如披狐裘，通身温暖，畏寒缩冷之感顿消，既活人筋血，又强人皮骨，其乐不可不知。

16. 健康长寿十诀

（1）思想开朗、乐观、积极和情绪稳定；
（2）生活有规律，包括工作、休息、饮食和大便；
（3）坚持适当的体力劳动和体育锻炼；
（4）保证合理营养和充足、安静的休息和睡眠；
（5）注意饮食卫生，切戒暴饮暴食；
（6）严戒烟、少饮（淡）酒；
（7）节制性欲，戒绝不良嗜好及有碍健康的习惯和吸毒；
（8）不忽视小病，勿迷信单方或擅自处方服药；
（9）注意环境卫生，多与温和阳光和新鲜空气接触；
（10）注意劳动保护，防止意外伤害。

17. 延年良言

勿为无益，当慎有损，可以延年。
坐卧顺时，勿舌为急，可以延年。
悲哀喜乐，勿令过悟，可以延年。
寒暖适体，勿侈华艳，可以延年。
动止有常，言语有节，可以延年。
呼吸清和，安神闱房，可以延年。
读书悦心，止林逸兴，可以延年。
身心安逸，四大闲散，可以延年。
救苦度厄，济困扶危，可以延年。

18. 健身谚语

冻晒体格壮，捂盖脸皮黄。
莫要离阳光，可保身健康。
春不忙减衣，秋不忙加冠。
春捂与秋冻，历来好经验。
牙不剔不稀，耳不掏不聋。
鼻不挖不破，眼不揉不红。
冷饭不入口，吃饭减三口。

饭后百步走，活到九十九。
端坐像古钟，站立似劲松。
睡卧弯如弓，到老病少生。
寒从足下起，火从头上生。
天热防中暑，天寒御防风。
怒恼促人老，朝食三片姜。
愉快使人少，如喝人参汤。
平时多欢笑，吃米带点糠。
胜过吃补药，助您身健康。

19. 饮食卫生谚语

饮食有方法，活到九十八。
注意营养味道好，讲究卫生饭菜香。
要想身体强，饭菜要多样。
吃喝净，少生病。
饥饱失常，卧病在床。
臭鱼烂虾，得病冤家。
饮食不检点，大病在眼前。
细嚼慢咽，胃肠方便。
讲究饮食卫生，预防病从口入。
血从心出，病从口入。
万物从土生，百病从口生。
把住病从口入关，身体健康青菜添。
植物油宜多吃，动物油要少吃。

清淡素食为主，蔬菜水果多吃。
每餐八成饱，保你身体好。
饭吃八成饱，安然活到老。
忧多损身，食多伤胃。
食后不可怒，怒后不可食。
要活九十九，每餐留一口。
饮食贵有节，运动贵有恒。
饭前一碗汤，不用进药房。
饭前便后洗净手，病毒细菌难入口。
若要少生病，锅碗瓢勺洗干净。
饭后百步走，常年精神抖。
每饭少三口，饭后百步走，睡觉不蒙首，活到九十九。
隔夜茶，毒过蛇。
定时餐，身体壮，定时眠，精神爽。
好菜不过食，美酒不过饮。
事要多知，酒要少吃。
烟酒不沾口，能活九十九。
戒烟又戒酒，病魔绕道走。
戒绝烟酒，迎来福寿。
吃药不如戒烟，治病不如防病。
好药不治假病，好酒不解真愁。

20. 运动健身谚语

生命在于运动。

生命的幸福在身体，身体的健壮在锻炼。

从小锻炼，受益无限。

铁要趁热打，人要自行炼，少年不锻炼，老大病来缠。

年轻勤锻炼，老来身体健。

若要身体健，平时多锻炼。

水不流，易发臭，人不动，难长寿。

经常运动，百病难碰。

铁不锻炼不成钢，人不运动不健康。

强身之道，锻炼为妙。

身体锻炼差，四十长白发。

手勤腿勤，防老养身。

人身血脉似长江，一处不到处处伤，鲜花就怕不浇水，锻炼就怕不久长。

脑子越用越好，身体越炼越强。

生铁不炼不成钢，人不锻炼不刚强。

药补不如食补，食补不如锻炼。

墙靠基础坚，身强靠锻炼。

丝不织，不成网，体不炼，不强壮。

枪不擦不亮，体不炼不棒。

树木就怕软藤缠，身体就怕不锻炼。

要想身体健，关键在锻炼。

饮食贵有节，锻炼贵有恒。

锻炼不刻苦，纸上画老虎。

烈火炼真钢，运动保健康。

石闲生苔，人闲生病。

脑怕不用，人怕不动。

懒惰催人老，勤劳可延年。

一天舞几舞，长命九十五。

树老先老根，人老先老腿。
有钱难买老来瘦。
早晨活活腰，一天精神好。
常做保健操，食增脾胃好。
跑跑跳跳浑身轻，好吃懒动多生病。
跑步是健身之友。
练功不专心，等于瞎胡混。
练出一身汗，小病不用看。
天之动，血脉通，脸色红，腰腿硬。
有静有动，无病无痛。
快刀不磨黄锈起，胸膛不挺背要驼。
坐卧不迎风，走路要挺胸。
站如松，坐如钟，卧如弓，行如风。
心宽体胖，勤劳体壮。
劳动养人，懒惰损人。
火炼黄金，劳动炼人。
脑怕不用，身怕不动，树怕皮薄，人怕体弱。
勤劳是个宝，人生不可少。
一勤生百巧，一懒生百病。
水停百日生毒，人闲百日生病。
从小爱劳动，老来药不用。
人不可有的是疾病，人不可无的是勤劳。

图书在版编目（CIP）数据

现代人健康长寿知识问答/张清华主编. —北京：中国社会出版社，2009. 2

ISBN 978-7-5087-2216-0

Ⅰ. 现… Ⅱ. 张… Ⅲ. 长寿—保健—问答 Ⅳ. R161.7-44

中国版本图书馆 CIP 数据核字（2008）第 211165 号

书　　名：现代人健康长寿知识问答

主　　编：张清华

责任编辑：刘运祥　张英杰

出版发行：中国社会出版社　邮政编码：100032

通联方法：北京市西城区二龙路甲 33 号新龙大厦

电　话：（010）66080300　（010）66083600

（010）66085300　（010）66063678

邮购部：（010）66060275　电传：（010）66051713

网　　址：www.shcbs.com.cn

经　　销：各地新华书店

印刷装订：北京京海印刷厂

开　　本：170×240　1/16

印　　张：17

字　　数：210 千字

版　　次：2009 年 2 月第 1 版

印　　次：2009 年 2 月第 1 次印刷

定　　价：29.00 元